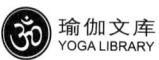

"瑜伽文库"编委会

主　编　王志成
编委会　陈　思　曹　政　陈　涛
　　　　方　桢　富　瑜　高光勃
　　　　何朝霞　菊三宝　科　雯
　　　　Ranjay　灵　海　刘从容
　　　　刘韦彤　路　芳　迷　罗
　　　　沙　金　顺　颐　宋光明
　　　　王保萍　王东旭　王　媛
　　　　闻　中　吴　聪　吴均芳
　　　　尹　岩　张新樟　朱彩红
　　　　周昀洛　朱泰余

瑜伽文库
YOGA LIBRARY

正行·实践

健康的身体 有趣的灵魂
（第二版）

Healthy Body & Charming Soul

王志成◉编著

四川人民出版社

图书在版编目（CIP）数据

健康的身体　有趣的灵魂/王志成编著. -- 2版. -- 成都：四川人民出版社，2022.11
（瑜伽文库/王志成主编）
ISBN 978-7-220-12838-7

Ⅰ.①健… Ⅱ.①王… Ⅲ.①瑜伽—研究 Ⅳ.①R793.51

中国版本图书馆CIP数据核字（2020）第179203号

JIANKANG DE SHENTI　YOUQU DE LINGHUN

健康的身体　有趣的灵魂

王志成　编著

策划统筹	何朝霞
责任编辑	何朝霞　孙茜
封面设计	李其飞
版式设计	戴雨虹
责任印制	周奇

出版发行	四川人民出版社（成都三色路238号）
网　　址	http://www.scpph.com
E-mail	scrmcbs@sina.com
新浪微博	@四川人民出版社
微信公众号	四川人民出版社
发行部业务电话	（028）86361653　86361656
防盗版举报电话	（028）86361653
照　　排	四川胜翔数码印务设计有限公司
印　　刷	成都蜀通印务有限责任公司
成品尺寸	146mm×208mm
印　　张	9.5
字　　数	220千
版　　次	2022年11月第2版
印　　次	2022年11月第1次印刷
书　　号	ISBN 978-7-220-12838-7
定　　价	58.00元

■版权所有·侵权必究

本书若出现印装质量问题，请与我社发行部联系调换
电话：（028）86361656

"瑜伽文库"总序

古人云：观乎天文，以察时变；观乎人文，以化成天下。人之为人，其要旨皆在契入此间天人之化机，助成参赞化育之奇功。在恒道中悟变道，在变道中参常则，"人"与"天"相资为用，相机而行。时时损益且鼎革之。此存"文化"演变之大义。

中华文明源远流长，含摄深广，在悠悠之历史长河，不断摄入其他文明的诸多资源，并将其融会贯通，从而返本开新、发闳扬光，所有异质元素，俱成为中华文明不可分割的组成部分。古有印度佛教文明的传入，并实现了中国化，成为华夏文明整体的一个有机部分。近代以降，西学东渐，一俟传入，也同样融筑为我们文明的一部分，唯其过程尚在持续之中。尤其是20世纪初，马克思主义传入中国，并迅速实现中国化，推进了中国社会的巨大变革……

任何一种文化的传入，最基础的工作就是该文化的经典文本之传入。因为不同文化往往是基于不同的语言，故文本传入就意味着文本的翻译。没有文本之翻译，文化的传入就难以为继，无法真正兑现为精神之力。佛教在中国的扎根，需要很多因缘，而前后持续近千年的佛经翻译具有特别重要的意义。没有佛经的翻译，佛教在中国的传播就几乎不可想象。

随着中国经济、文化之发展，随着中国全面参与到人类共同体之中，中国越来越需要了解更多的其他文化，需要一种与时俱进的文化心量与文化态度，这种态度必含有一种开放的历史态度、现实态度和面向未来的态度。

人们曾注意到，在公元前8世纪至公元前2世纪，在地球不同区域都出现过人类智慧大爆发，这一时期通常被称为"轴心时代"（Axial Age）。这一时期所形成的文明影响了之后人类社会2000余年，并继续影响着我们生活的方方面面。随着人文主义、新技术的发展，随着全球化的推进，人们开始意识到我们正进入"第二轴心时代"。但对于我们是否已经完全进入一个新的时代，学者们持有不同的意见。英国著名思想家凯伦·阿姆斯特朗（Karen Armstrong）认为，我们正进入第二轴心时代，但我们还没有形成第二轴心时代的价值观，我们还需要依赖第一轴心时代之精神遗产。全球化给我们带来诸多便利，但也带来很多矛盾和张力，甚至冲突。这些冲突一时难以化解，故此，我们还需要继续消化轴心时代的精神财富。在这一意义上，我们需要在新的处境下重新审视轴心文明丰富的精神遗产。此一行动，必是富有意义的，也是刻不容缓的。

在这一崭新的背景之下，我们从一个中国人的角度理解到：第一，中国古典时期的轴心文明，是地球上曾经出现的全球范围的轴心文明的一个有机组成部分；第二，历史上的轴心文明相对独立，缺乏彼此的互动与交融；第三，在全球化视域下不同文明之间的彼此互动与融合必会加强和加深；第四，第二轴心时代文明不可能凭空出现，而必具备历史之继承性和发展性，并在诸文明的互动和交融中发生质的突破和提升。这种提升之结果，很可能就构成了第二轴心时代文明之重要资源与有机组成部分。

简言之，由于我们尚处在第二轴心文明的萌发期和创造期，一切都还显得幽暗和不确定。从中国人的角度看，我们可以来一次更大的觉醒，主动地为新文明的发展提供自己的劳作，贡献自己的理解。考虑到我们自身的特点，我们认为，极有必要继续引进和吸收印度正统的瑜伽文化和吠檀多典籍，并努力在引进的基础上，与中国固有的传统文化，甚至与尚在涌动之中的当下文化彼此互勘、参照和接轨，努力让印度的古老文化可以服务于中国当代的新文化建设，并最终可以服务于人类第二轴心时代文明之发展，此所谓"同归而殊途，一致而百虑"。基于这样朴素的认识，我们希望在这些方面做一些翻译、注释和研究工作，出版瑜伽文化和吠檀多典籍就是其中的一部分。这就是我们组织出版这套"瑜伽文库"的初衷。

由于我们经验不足，只能在实践中不断累积行动智慧，以慢慢推进这项工作。所以，我们希望得到社会各界和各方朋友的支持，并期待与各界朋友有不同形式的合作与互动。

"瑜伽文库"编委会

2013年5月

"瑜伽文库"再序

经过多年努力,"瑜伽文库"已粗具体系化规模,涵盖了瑜伽文化、瑜伽哲学、瑜伽心理、瑜伽冥想、体位和呼吸、瑜伽疗愈、阿育吠陀瑜伽乃至瑜伽故事等,既包含着古老的原初瑜伽经典,又包括了现代的瑜伽实践文化。瑜伽,这一生命管理术,正在滋养着现代的瑜伽人。

时间如梭,一切仿佛昨日,然一切又永远不同。自"瑜伽文库"设立起,十余年来,世界巨变如沧海桑田,无论是个人,还是环境、社会,抑或世界,正经历着种种影响难以估量的重大全球性事件。尤其庚子肇起,世界疫情严重,全球化进程突变,经济危机一触即发。在这个进程中,有压力是人们普遍的感受。这个压力来自个人的工作,来自家庭的关系,来自社会的变故,来自身体的透支,来自自我的反省,来自世界的不确定性。伴随着压力的是不知所措,更严重的则是无力或无奈,是生命在追求确定性过程中的某种虚幻和漂浮。

不确定性,是我们的世界普遍的特征。我们总是渴望确定。但在这尘世间,种种能量所建构起来的一切,都是变动不居的。我们人所赋予的一切的名相都是暂时的、有限的。我们需要适应这不确定性。与不确定性为友,是我们唯一的处世之道。

期盼,是我们每个人的自然心理。我们期盼世界和平,期盼身体康健、工作稳定、期盼家庭和睦、关系美好，期盼良善的安身立命。

责任，是我们每个人都需要面对、需要承担的。责任就是我们的存在感，责任越大，存在感越强。逃避责任或害怕责任，则让我们的存在萎缩。我们需要直面自身在世上的存在，勇敢地承担我们的责任。

自由，是我们每个人真正的渴望。我们追求自由，即是追求无限、追求永恒。从最简单的身体自由，到我们在日常生活中种种功能性自由，到终极存在中内心获得安住的自由，自由即是无限。

身份，是我们每个人都期望确定的。我们的心在哪里，我们的身份就在哪里。心在流动，身份也不断在转变。但我们渴望恒久的身份，为的是在尘世中的安宁。

人是生成的。每一个个人做好，社会就会做好，世界就会做好。而个人自己做好，最重要的就是身心安宁。身心安宁，首先就需要一个健康的身体。身体是我们在这世上存在的唯一载体，唯有它让我们种种生活的可能性得以实现。

其次，身心安宁，意味着我们有着抗压的心理能量，有着和压力共处的能力，有着面对不确定的勇气和胆识，有着对自身、对未来、对世界的期盼，意味着对生活的真正信心，对宇宙的真正信心，对我们人的真正信心。有了安宁的身心，我们才能履行我们的责任，不仅是个体的责任，也是家庭的责任、社会的责任、自然和世界的责任，拥有一种宇宙性的信心来承担我们的责任。在一切的流动、流变中，"瑜伽文库"带来的信息，可以为这种种的责任提供深度的根基和勇气，以及人的实践之尊严。

"瑜伽文库"有其自身的愿景，即希望为中国文化做出时代性的持续贡献。"瑜伽文库"探索生命的意义，提供生命实践的道路，奠定生命自由的基石，许诺生命圆满的可能。她敬畏文本，敬畏语言，敬畏思想，敬畏精神。在人类从后轴心时代转向新轴心时代的伟大进程中，为人的身心安宁和精神成长提供她应有的帮助。

人是永恒的主题。"瑜伽文库"并不脱离或者试图摆脱人的身份。人是什么？在宏阔的大地上，在无限的宇宙中，人的处境是什么？"瑜伽文库"又不仅仅是身份的信息。相反，透过她的智慧原音，我们坦然接受我们作为人的身份，但又自豪并勇敢地超越人的身份，我们立足大地，但我们又不只是属于大地的；我们是宇宙的，我们又是超越宇宙的。

时代在变迁，生命在成长。人的当下的困境，不在于选择什么，而在于参与、在于主动的担当。在这个特别的时代，我们见证一切的发生，参与世界的永恒游戏。

人的经验是生动活泼的。存在浮现，进入生命，开创奋斗，达成丰富，获得成熟，登上顶峰，承受时间，生命重生，领略存在的不可思议和无限的可能。

"瑜伽文库"书写的是活生生的人。愿你打开窗！愿你见证！愿你奉献热情！愿你喜乐！愿你丰富而真诚的经验成就你！

"瑜伽文库"编委会

2020年7月

目 录

序 言 / 001

上篇 健康的身体——阿育吠陀瑜伽初级篇

引 言 / 003

第一章 认得对：从了解生命的体质开始 / 005

第二章 活得对：调节生活方式的健康保护带 / 028

第三章 吃得对：瓦塔、皮塔、卡法体质的饮食法 / 041

第四章 练得对：瓦塔、皮塔、卡法体质的瑜伽体位 / 063

第五章 调得对：瓦塔、皮塔、卡法体质的调息术 / 128

第六章 想得对：瓦塔、皮塔、卡法体质的冥想之道 / 146

第七章 安得对：走向自我的真相 / 165

第八章 疗得对：常见问题的自我疗愈 / 169

结 语 / 189

下篇　有趣的灵魂——瑜伽，生命管理术

引　言 / 193

第一章　瑜　伽 / 203

第二章　解释视角 / 209

第三章　生命规划"约束" / 217

第四章　本体"约束" / 226

第五章　认知"约束" / 235

第六章　外支实践"约束" / 245

第七章　内支实践"约束" / 255

第八章　生命管理——"约束"艺术 / 262

结　语 / 268

附录：《瑜伽经》（全文）/ 270

参考文献 / 284

后　记 / 287

序 言

中国瑜伽正处在一个新的十字路口。所有的瑜伽人,大家高唱着瑜伽的赞歌,但又思考着中国的瑜伽究竟应该走向哪里。今天中国的瑜伽,正面临着新的挑战和新的机遇。

当下我们很多人所理解的瑜伽只是一套体育运动或者体操,或者只是一套体位法。这种对瑜伽压倒性多数人的理解在瑜伽发展中受到了极大挑战,也带来了一系列的问题。如果瑜伽仅仅是一套体操或体位运动,在众多的运动形式中不具有独特的优势,那么,也就无法满足瑜伽人对瑜伽的期待。作为具有几千年历史的瑜伽,不仅有着深厚的哲学沉淀,更有着丰富的技术成果。历史上的瑜伽,首先是一套哲学的实践体系,换言之,瑜伽是一种哲学,在帕坦伽利编撰《瑜伽经》的那个时代,并没有我们今日所见到的种种复杂体位。瑜伽人奉为圣典的《瑜伽经》中所涉及的体位,也仅仅只是舒服地坐着(静坐,坐姿)而已。

近代以来,瑜伽得到了较大的技术变革。尽管在很多人那里瑜伽被理解为简单的体位法,但正因为瑜伽的"体位"才使得"瑜伽"深入人心——尤其在西方。正是在这一意义上,我们对瑜伽的体位怎么赞誉都不为过。

在印度总理莫迪先生的力推下,2014年12月11日,联合国宣布:每年的6月21日为国际瑜伽日。2015年6月21日则成为全球第一个国际瑜伽日,瑜伽的"全球化"取得了实质性的进展和成功。从此,瑜伽快速地走出它的诞生地印度,成为世界的文化财富。对于这一财富,莫迪在第69届联合国大会上这样表述:"瑜伽是我们古老传统的宝贵礼物。瑜伽体现了心灵和身体的统一、思想与行动的统一,这种整体方法有益于我们的健康和福祉。瑜伽不仅仅是锻炼,它是一种发现自己、世界与自然三者合为一体的方式。"

本质上,瑜伽首先关心的是人在生命垂直维度上的发展。用传统的哲学话语来说,瑜伽就是使得个体的人从有限到无限、从短暂到永恒、从黑暗到光明、从束缚到自由,从死亡到不朽的一个哲学实践过程。而且,瑜伽同样关心人的身体。据说,帕坦伽利既是瑜伽大师,又是阿育吠陀大师。瑜伽大师辨喜说,我们的这个身体是载着我们渡向生命海洋之彼岸的渡船。我们必须精心照料它。身体不健康的人无法成为瑜伽士。因为一个人,只有身体健康才能真正学好瑜伽,臻达瑜伽的至高目标。

在帕坦伽利那里,瑜伽包含一对"翅膀"——不执和修行(修习)。不执的锻炼,不是依靠诸如体位、调息来完成的,而是依靠哲学和生活中的反省和实践来达成的。而修行(修习)则可以依靠帕坦伽利所说的瑜伽八支,即禁制、劝制、体位(坐法、坐姿)、调息、制感、专注、冥想和三摩地。体位只是八支中的一支。帕坦伽利的重点是专注、冥想和三摩地。

在哈达瑜伽的经典《哈达瑜伽之光》中，体位则是最基本的一支。同时，作者显然非常重视调息。在这部最重要的哈达瑜伽经典中，非常清楚，它高度重视能量，而不是体位本身。在它推荐的15个体位中，提出至善坐才是最基本、最重要的。在作者的论述中，我们可以注意到作者非常熟悉阿育吠陀医学知识，并有意识地将阿育吠陀医学思想融入其中，尤其在不一定为很多人所接受的第五章"瑜伽治疗"中，作者显然利用了阿育吠陀医学知识来指导瑜伽的自我治疗。这表达了哈达瑜伽同样非常关切人的水平维度，即身体健康的维度。很大程度上，瑜伽对水平维度或身体健康维度的关切，主要依靠的是阿育吠陀的知识。

传统上，瑜伽和阿育吠陀分属两个领域，一个关心人的灵性之发展，一个关心人的身体之健康，但它们同时也彼此关联，并不对立，并相互支持。阿育吠陀对身体的关注，最终引导人们朝向垂直维度发展，而瑜伽本身也需要身体的健康为基本前提。因此，瑜伽和阿育吠陀是一对姐妹。

在当代哈达瑜伽发展中，极大程度上瑜伽已经脱离了传统瑜伽的崇高追求，同时也没有很好地关注个体的体质差异而追求所谓的系列化、模块化体位的"精准"或"标准"。这种对个体体质差异的忽视，潜伏着巨大的安全和健康隐患。由于体质不同，人们习练同样一个体位，可能就会引发完全不同的身体反应。可能对一个人非常合适的体位，对另一个人则很可能带来伤害，甚至带来更加深远的、潜在的不良影响。

瑜伽习练必须充分考虑个体体质的差异，并据此来安排科学的饮食、体位、调息和冥想等具体的方法。正是基于这样的考虑,我们提出,哈达瑜伽需要自我更新和迭代,需要充分考虑个体差异,重新安排我们的瑜伽习练。

本书是我编撰的阿育吠陀瑜伽初级教程,由上、下篇构成。上篇重点探索"健康的身体",下篇则是探讨"有趣的灵魂"。

上篇"健康的身体——阿育吠陀瑜伽初级篇",从瑜伽生活方式、饮食方式、体位法、调息法、冥想、自我安住、瑜伽疗愈等层面,简明但系统地介绍了"阿育吠陀瑜伽"。作为一名阿育吠陀瑜伽的学生,需要深入了解这部分内容,并在实践中加以有效运用。为了读者能系统地了解这一瑜伽,我尽可能用容易理解的语言来论述,并尽可能系统化、知识化。更进一步以及相关的论述,可以阅读我们另外三部作品,即《瑜伽是一场冒险》《阿育吠陀瑜伽》和《哈达瑜伽之光》(增订版)。

下篇"有趣的灵魂——瑜伽,生命管理术",初稿是我承担的国家社科基金项目的部分重要成果,我对它进行了修订。在这一篇中,我提出的主张是瑜伽是一种生命管理。帕坦伽利《瑜伽经》就是一部非常完美的吠陀生命管理学著作。读者通过这一"生命管理"视角来理解瑜伽以及《瑜伽经》会获得极大的启迪。作为一名阿育吠陀瑜伽的学生,还可以重点阅读我们另外三部作品,即《薄伽梵歌》《直抵瑜伽圣境》和《〈瑜伽经〉直译精解》。

* 附言:书中凡是用"他"的地方,并不是一种性别歧视,也可以代表女性。有的地方明显针对女性的,则用"她"。

上篇……。健康的身体

阿育吠陀瑜伽初级篇

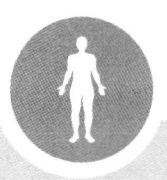

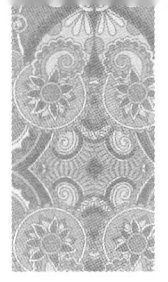

引 言

每一个生命来到世上都是一场冒险。我们或许出于本能，首先关心的是生存，然后是发展，最后才会有更多、更高的精神上的追求。作为个体，生存的需要是最基础的，有了这个基础，才会进一步去追求生命的终极自由。这个生存的基础，对于我们普罗大众来说，一般都获得了基本的保障，这是我们人类社会文明发展的重要成果。然而，纵使已经有了这一生存保障的基础，个体生命还是需要关心生命本身的健康。社会为我们提供了各种生存保障的方式和便利，但生命的健康最终需要我们自己去落实。

我们人在这个世上行需要一个载体。这个载体就是我们的身体。我们把身体这个载体比喻成一驾马车，其中，心意是缰绳，智性是车夫，灵魂（真正的自我）是乘客。传统上，瑜伽行者大多关心的是这个内在自我，相对地，他们不会把注意力放在车子本身，也就是他们不关注身体，甚至把身体视作一具臭皮囊。然而，传统的医学则把重点放在车子上，也就是身体上，不管是中国的中医还是印度的阿育吠陀，都是如此。因为他们认为，没有好的车子，就无法抵达自我的目的地，也就是，没有健康的身体，人就无法抵达实现生命的目的地。

在上篇中，我们把重点落实到我们的身体上，从不同的角度来理解和探索身体的健康之道。

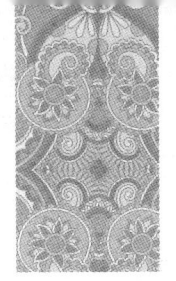

第一章

认得对:从了解生命的体质开始

"认识你自己"是一个人必须面对的事。来到世上,我们几乎不可避免地就踏上了"认识你自己"的漫长征途。人们对"自己"的认识千差万别,无法统一。有趣的灵魂大都各有性格,但这具"身体"却还是有某些共同的认识之法的。下面,我们就从瑜伽系统中的五鞘、五大元素、三种体质等开始,首先了解生命的基础构成。

第一节　五鞘

根据古老的吠陀经,我们的纯粹意识被五个鞘所包裹。这五鞘分别是:粗身鞘、能量鞘、心意鞘、智性鞘和喜乐鞘。

1. 粗身鞘(annamaya kośa)

主要由皮肤、肉、血、神经、肌腱、脂肪、骨髓、骨头和排泄物构成。因为所有这些最终都来自我们吃进来的食物,所以粗身鞘也叫食物鞘。

2．能量鞘（prāṇamaya kośa）

五种生命之气（命根气、上行气、下行气、平行气、遍行气）和五个行动器官（手、足、舌、肛门、生殖器）构成能量鞘。

3．心意鞘（manomaya kośa）

由五个感觉器官（眼、耳、鼻、舌、身）和心意构成。

4．智性鞘（vijñānamaya kośa）

由五个感觉器官、智性（菩提）及其变化形式我慢（私我）构成。

5．喜乐鞘（ānandamaya kośa）

无明或摩耶的变形，是无明或摩耶获取阿特曼（绝对自我）的投射而呈现出自身。

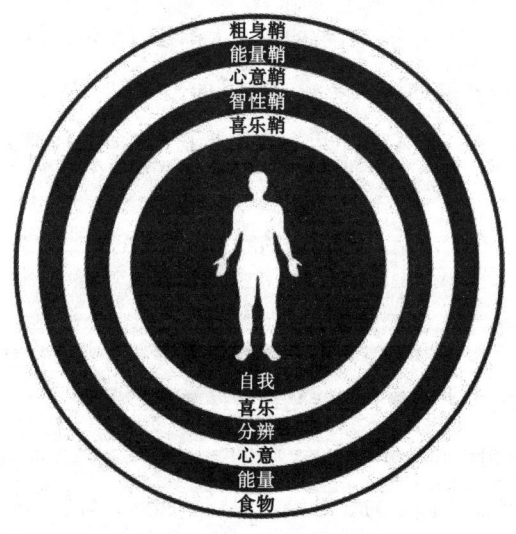

五鞘示意图

根据吠陀传统，我们的真正自我或者大我，既不是粗身鞘，也不是能量鞘、心意鞘、智性鞘和喜乐鞘。那么，我们的自我究竟是什么？吠陀传统认为，我们（自我）是纯粹意识，是阿特曼，是原人，是梵。无论自我是什么名字或者概念，我们都是不朽的、不灭的，也是不生的。认识到自我的本性是不朽纯粹意识，就是最大的觉醒，也是获得自由的根本保证。于是，首先认识这五鞘的本质，再摆脱这五鞘的束缚就成了瑜伽修习的基本议程。

然而，修习是否就此可以结束了？如果知道了自我是纯粹意识，我们就能达成生命的圆满。然而，事实上，我们并不能轻易地证悟这一点。知道是一件事，亲证才是终极的觉悟。我们往往处于有限度的认识和觉知中。正因为如此，有些人或有些修习传统不知不觉就形成了否定身体（尤其是否定粗身）的偏狭观点。但现实是，在绝大多数人看来，这个世界是真正的、实在的，我们的身体是真实的、实在的，也是我们唯一依托的对象。整天空谈觉悟和自由但忽视身心健康的人，往往过着悬空飘浮而不落地的生活，一般来说他们的身心也很难十分健康。

人，要走向生命的圆满，不能离开这具身体，因为唯有我们亲证的经验才是觉悟的坚实基础。任何排斥身体、不重视身体的观点都是值得怀疑的，因为任何人走向觉悟都不能脱离这具身体，离开身体谈自由是无源之水、无本之木。我们不应羞答答地对待身体，而是应该坦然地接纳身体的局限，看好身体、关爱身体。事实上，传统吠檀多等传统之所以相对地排斥粗身，这和它们担心人对身体的执着和依附有关，因为如果人依附身体、把身体仅认作自我，那么他就会陷入无尽的麻烦和烦恼中。

但如果人能够不执这具身体，而是让身体成为内在纯粹自我的工具——实际上身体也正是自我的工具，那么这具身体就能为我们发挥出巨大的作用，身体就不再是局限、不再是内在纯粹自我的羁绊。因此，自我作为主人，需要好好呵护这具身体。这一思想和后来的坦陀罗哲学思想一致，这一思想主张身体并不与至上的绝对自我相隔离。

根据吠陀传统，这具身体的自我，在其之外有五个层面，也就是说，纯粹意识之外包裹着五个鞘。这五个鞘也可以被理解为五个自我，这五个自我从低级到高级排列，最后抵达终极自我。为了更好地管理这具身体，就需要了解身体运行的规律，而基础就是要摆正五鞘之间的关系。

第二节　五大元素

根据吠陀传统，现象世界的一切都是由五大元素构成的。这五大元素就是地（土）、水、火、风、空。我们需要了解这五大元素的基本性质。

地（土）：密度，重、粗糙、不冷不热、坚硬、不活跃、稳固、稠密、硕大。

水：溶解，重、流动、冷、软、不活跃、黏滑、稠密、湿。

火：转变，轻、扩展、热、干燥、快速、光明、色彩、强烈、清晰。

风：运动，轻、震动、不热不冷、粗糙、清晰、原子性。

空：精微，轻、无抵抗、不热不冷、软、光滑、分离、差异。

第三节 三种体质

上述五种不同的元素构成了人体三种基本的道夏（doṣa），即体质，它们分别是瓦塔（Vāta，风）、皮塔（Pitta，火）和卡法（Kapha，水）。

瓦塔的主导元素是风和空，占主导的元素是风。

皮塔的主导元素是火和水，占主导的元素是火。

卡法的主导元素是水和地（土），占主导的元素一般认为是水。

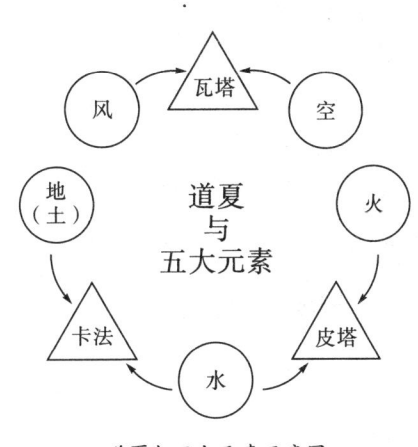

道夏与五大元素示意图

瓦塔（Vāta，风）

瓦塔，Vāta，主导元素是风和空，其中占主导的或者最重要的影响元素是风。

属性	身体的一般表现
干	皮肤、头发、嘴唇、舌头干燥 结肠干枯，容易便秘 声音嘶哑
轻	体形小，肌肉不发达，骨头轻，睡眠不足，容易醒
冷	手脚冰冷，循环差，怕冷喜热 身体僵硬 女性月经不规律，变化大
粗糙	皮肤上有结块，指甲开裂，头发分叉，关节咯咯响
细微	抽搐，五官清秀，焦虑 肌肉颤动
运动	弹性身体，走路快，谈话快，多重任务会一起做，眼睛转动快，多梦 难以在一处安顿 心境不稳，不确定，观念容易变
清晰	直觉力强，清晰开放的心灵，有哲学家气质
涩	喉咙干，容易打嗝 爱潮湿和糊状食物 喜欢甜、酸、咸的食物

皮塔（Pitta，火）

皮塔，Pitta，主导元素是火和水，其中占主导的或者最重要的影响元素是火。

属性	身体的一般表现
热	有很好的消化力，胃口好 体温偏高，不适应热和潮湿 头发容易灰白或掉发 容易出现痔疮，容易感染
锋利	敏捷的心意 锋锐的牙齿，尖下巴，尖鼻 具有穿透性的目光 有很好的记忆力
轻盈	对光敏感 皮肤白皙，明眸 身体敏捷
油性	油性皮肤，油性头发，油性大便 油炸食品（包括坚果）会破坏消化和发质
液体	稀便 出汗多，易口渴，排尿多
散开	身上易生痔疮 渴望名声传扬
酸性	胃酸多，流涎症 牙齿和皮肤过敏
苦味	嘴巴里有苦味，恶心，容易呕吐 愤世嫉俗
苦痛	烧心，嘴巴和胃有烧灼感 易怒
腐蚀	腋下、嘴巴和脚上容易发恶味

卡法（Kapha，水）

卡法，Kapha，主导元素是水和地（土），其中占主导的或者最重要的影响元素一般认为是水。

属性	身体的一般表现
重	身体沉重感，骨架大，容易超重 久坐不动 心理沉重
慢	走路慢，谈话慢 消化慢，新陈代谢慢 观念不容易改变
凉	身体体温偏低 容易伤风感冒，胃火小
油性	皮肤、头发、大便具有油性特点 关节好
潮湿	手湿黏 胸部、鼻腔、喉咙充血 头痛
光滑	皮肤、头发光滑 肠光滑 声音悦耳
紧密	身体紧密 皮肤厚，头发厚，指甲厚，排便粗大
柔软	水汪汪的眼睛，软软的皮肤，柔顺的头发 慈悲，爱心，温顺
静态	不爱运动 爱睡觉
黏性	忠诚，爱拥抱 依附 关节和器官稳固，大便有黏性
愁	心意常处于忧愁状态
甜美	喜欢甜食 人格甜美 生育能力强，喜欢做爱

第四节　体质十类型

根据吠陀传统，人的体质可以分为三大类。但这些分类基本上是一种理想模型，因为人们的实际情况往往是几种体质的结合。大体上，我们可以分十类体质：（1）瓦塔（风占主导）；（2）皮塔（火占主导）；（3）卡法（水占主导）；（4）瓦塔-皮塔（风火占主导）；（5）皮塔-瓦塔（火风占主导）；（6）瓦塔-卡法（风水占主导）；（7）卡法-瓦塔（水风占主导）；（8）皮塔-卡法（火水占主导）；（9）卡法-皮塔（水火占主导）；（10）瓦塔-皮塔-卡法（平衡）。

在一般的瑜伽教育和讨论中，重点谈论的是前面三种，即瓦塔、皮塔和卡法，它们是三个基本类型。其他的体质类型都是基于这三个基本类型的。

理解了三种体质，对于我们理解环境、社会、自我非常有用，具有广泛的应用价值。了解一个人的体质，就容易了解他的内在世界，就可以知道他为何是那种身体、那种气质、那些习性特征。也可以说，了解了体质就了解了生命的密码。

第五节　体质测试

如果我们精通阿育吠陀，就可以直接通过搭脉知道自己或他人的主导性体质。

具体可以这样操作：用一只手的食指、中指和无名指搭在自己或他人的桡动脉上，靠手掌一头测瓦塔，另一头测卡法，中间测皮塔。最好左右手都测试一下。

瓦塔的基本特点是：脉动一般为一分钟80~100次，脉动无力，手感凉，不规律。如果食指所在位置的脉动更加强烈，基本就是瓦塔占据主导，这时的脉搏感觉像蛇动。

皮塔的基本特点是：脉动一般为一分钟70~80次，脉动特点是兴奋、突出、稳健、热、有规律。这种脉搏占主导作用时，中指感觉最为强烈，其跳动就如蛙跳。

卡法的基本特点是：脉动一般为一分钟60~70次，脉动特点是慢、稳重、软、规律、暖和。这种脉搏占主导作用时，无名指感觉最强烈，其活跃如天鹅游动。

以上的测试看似简单，其实很不容易，因为这个方法包含着较强的主观经验性和模糊性。阿育吠陀导师们也建议通过一些相对可以量化的题目来测试，这样的测试比较适合现代人，也有相当的科学合理性。以下，我们提供一个简易的测试表，读者可以参考使用。

简易体质测试表

	体征指标	瓦塔	皮塔	卡法	
1	体形	苗条	中等	偏大	
2	体重	很难增重	适中	容易增重	
3	脸色	偏暗	红润	偏白	
4	皮肤纹理	偏干燥 偏凉	偏油性 偏热	湿润 偏凉	
5	眼睛	偏小 转动快	大小适中 眼光锐利	偏大 润泽	

续表

	体征指标	瓦塔	皮塔	卡法
6	头发	干燥	油性	油性 有光泽
7	双肩	窄小	适中	宽大 厚实
8	胸部	偏小	适中	发育好或丰满
9	双手	小 偏凉	大小适中 温暖 结实	厚 偏大 偏凉 润泽
10	鼻子	偏小	中等	偏大 挺直
11	嘴唇	偏薄	中	偏厚
12	腹部	偏小	适中	偏大 容易大腹便便
13	臀部	修长	适中	偏大
14	双腿	偏细	中等	偏粗大 健壮
15	关节	易发声响 韧性差 易伤	韧性好	稳定 质密 润滑
16	消化不好时	嗳气 屁多	心烧灼感 反酸	身体感到滞重 水多
17	汗/味	少汗 凉 体味少	汗多 热 体味较大	适中 凉 常有体香

续表

	体征指标	瓦塔	皮塔	卡法
18	大便	量少 干 易便秘	量多 松软 容易腹泻	量适中 成形
19	小便	偏少 偏清	色偏浓	偏白 混浊
20	脉搏	细微 如蛇一样运动	适中 如青蛙一样跳跃	宽慢 如天鹅一样游动
21	活动	迅速 快速 易改变	适中 目的明确	缓慢 稳定 庄重 善于活动
22	力量	力量小 耐力差	适中 但热耐受力差	耐力好
23	性欲	易变化 不稳定	中等 热烈	稳定 能充分享受性乐
24	睡眠	不足 易醒 容易失眠	适中 睡眠质量高	嗜睡 不容易醒来
25	记忆	学得快 忘得快	记忆好	学得慢 记忆力超好
26	行事	想法多 但容易放弃	做事严 要求高	一旦接受 一直坚持
27	脾气	热情 活泼 有创造性	雄心 激情 动力	容易相处 给予 耐心
28	消极性	焦虑 神经紧张 恐惧	竞争 攻击 缺乏耐心	孤独 抑郁 嫉妒

续表

	体征指标	瓦塔		皮塔		卡法	
29	语言	语速快		犀利 说话击中要害		慢 平缓	
30	心	不安定 求新求变		进取 聪明		平静 缓慢	
	总分	风：		火：		水：	

以上简易体质测试总计30题。测试者可以根据自己的实际情况在每一栏中选择适合自己的体征指标，并在边上空格内打钩，并记1分。最后分别得出瓦塔、皮塔和卡法各体征的总分。通常来说，某一栏如果达到20分以上，就是比较典型的单一体质。（要更有效地使用测试表，请接受相关导师的具体指导。）

上述体质测试的结果，大致接近我们先天的体质。但现实中，体质往往不平衡，因为人们所具体表现出来的体质受到各种因素影响，如气候、环境、饮食、运动、情绪，甚至社会教育和文化传统等。为此，我们需要了解人们体质失衡的核心表征。通过体质失衡表征，可以更好地认识自己，并找到处理体质失衡的相应方法。

不平衡状态的体质特征测试

	体征指标	瓦塔		皮塔		卡法	
1	外表	皮包骨头		中		体形硕大 行动迟缓	
2	体重	体重不足 消瘦		稳定		超重	

续表

	体征指标	瓦塔	皮塔	卡法
3	关节	关节突出 关节炎	柔软	肿胀
4	脊柱	脊柱侧凸	驼背倾向	脊柱前弯
5	肌肉	痉挛 抽搐	柔软	肿胀
6	皮肤	黑暗 干燥粗糙 黄褐斑	黄或红 皮疹 疙瘩 痤疮	苍白 多油 光滑 肿胀
7	淋巴结	狭小	感染	大 充血
8	经脉	突出 倾陷	适中可见 青肿	满 大 滞
9	眼睛	干 不断眨眼	红 烧灼感 对光高度敏感	苍白 肿胀 黏性 流泪
10	耳朵	耳鸣	痛 感染	堵塞
11	鼻子 鼻腔	干 结壳	红 感染	充血
12	嘴唇	干 破裂	红 感染	苍白 油性
13	嘴巴	干	红 感染 齿龈柔软	（很多）流涎

续表

	体征指标	瓦塔	皮塔	卡法
14	舌头	干裂 褐舌苔	红色 红肿发炎 黄舌苔	苍白 厚白舌苔
15	头发	干 脆	油性 灰色 秃顶	油性 茂密
16	指甲	干 粗 裂	软 发炎 锋利	苍白 厚 油性
17	胃口	多变 神经性厌食症	强大 难以忍受饥饿 低血糖	低 稳定
18	消化	不规则 肠胃胀气	快 酸性 消化不良	慢 延长 消化不良
19	新陈代谢	不规则	过度活跃	慢
20	排泄	便秘 大便干 排泄困难	大便稀 腹泻（痢疾）	重 大便黏稠
21	能量层面	过度活跃 耗尽快 疲惫	强烈 过分思考而耗尽	低 因体重而耗尽
22	性驱动	性高潮过早 早泄 持续力差	痛苦的性交	力比多低下
23	声音	干 耗尽 口吃巴结	尖锐 有穿透力	深 嘶哑 像鼓音

续表

	体征指标	瓦塔	皮塔	卡法	
24	发言	快 生硬 说话快而溜字 含义不清晰	尖锐 果断 预先考虑	慢 独白	
25	呼吸	呼吸短促	呼吸不均	慢 呼吸困难	
26	过敏	干哮喘	荨麻疹 喉炎	充血 流鼻涕	
27	睡眠	失眠	难以入眠 睡眠不足	睡眠过多	
28	梦	多梦 活跃恐惧的梦	暴力性 激烈性	水性 浪漫	
29	情绪	焦虑 恐惧 孤独	判断 批评 愤怒 憎恨 嫉妒	依附 贪婪 抑郁	
30	记忆	短期好 长期差	适中 独特	慢 长期记忆好	
	总分	瓦塔：	皮塔：	卡法：	

说明：以上不平衡状态的体质特征测试总计30题。测试者可以根据自己的实际情况在每一栏中选择适合自己的体征指标，并在边上空格内打钩，并记1分。最后分别得出瓦塔、皮塔和卡法各体征的总

分。通常来说,某一栏如果达到20分以上,就是比较典型的体质失衡,需要谨慎对待,需要进行科学的调理。(要更有效地使用测试表,请接受相关导师的具体指导。)

第六节　了解体质的益处

阿育吠陀瑜伽是一种基于人之体质差异而设定的瑜伽系统。了解自己或他人的体质,可以帮助我们更好地从事瑜伽实践,其中,涉及瑜伽饮食、瑜伽生活方式、瑜伽体位、瑜伽调息、瑜伽冥想、瑜伽自我疗愈等。正如拉德(Vasant Lad)教授谈到过的,了解体质,不仅可以提升自我认知,还可以有的放矢、善待自己,有效促进人际关系和有效咨询,预防疾病,服务职场。

1. 了解体质,提升对自我的认识

传统上,哲学家如苏格拉底倡导"认识你自己"。但是,古希腊的苏格拉底的自我应该不是这具肉体,而是人的内在自我,即他说的灵魂。阿育吠陀瑜伽主张,对人的自我认识不能局限于对内在的看不见的灵魂(纯粹自我)的认识,而应该首先认识灵魂的外在表达或者灵魂表达的通道,即这具肉体。

这个外在的形式和内在的自我本身并不对立,它们是一体的关系。但传统上,人们很容易把身体和内在的纯粹自我对立起来。阿育吠陀瑜伽认为,身体和灵魂是伙伴。身体和灵魂之间的关系可以很糟糕,但也可以很美好。阿育吠陀瑜伽主要处理的是人的身体和人的内在自我的关系。科学饮食、生活方式、体位、调息、冥想等是阿育吠陀瑜伽最基本的方法。

2. 了解体质，有的放矢地善待自己

了解了自身的体质，就可以知道自己属于哪种体质类型，就可以知道自己的各种习性，理解这类体质所具有的优势、缺点，有的放矢地善待自己。

3. 了解体质，有效促进人际关系

了解了自身或他人的体质类型，可以更加有效地帮助我们处理好与自己、与他人之间的关系，诸如与同事、上司、爱人、子女、长辈、朋友、亲戚，甚至陌生人的关系等。例如，夫妻之间，爱侣之间，闺蜜之间，如何更好地有效相处呢？人与人之间的相处，不仅仅涉及心理，更涉及不同体质的能量。例如，瓦塔体质类型的和卡法体质类型的，他们结婚或者结成了伴侣，他们的关系应该如何？如何避免可能存在的问题？了解了基本的体质类型，有助于处理这类关系问题。

4. 了解体质，进一步促进有效咨询工作

了解自己，也了解了他人的体质，就可以更好地做好诸如关系等咨询工作。从事处理人的自我以及人际关系的咨询工作，如果可以充分考虑咨询方的体质这一核心信息，就可以有针对性地进行咨询，并提供适合咨询者体质的方法。严格地说，阿育吠陀瑜伽咨询属于广义的吠陀咨询，不仅包含身体层面，也包含心理心灵的层面。

5. 了解体质，积极预防自身疾病

了解自身的体质，可以帮助自身根据体质状况的变化以及可能的疾病发生方式，提前采取措施，从而更好地预防疾病，懂得更多身心调理的艺术。

6．了解体质，服务职场

在职场如何让一个团队具有活力？对自身和团队成员体质的了解，非常具有参考价值。组织者可以根据成员的体质差异，科学组队，合理搭档，分派任务，让组织或公司更好地达成和谐，获得更高的工作效率。

第七节　体质测试趣用

下面的内容供人们日常趣用，其中的一些内容在后面相关地方会有重复。

瓦塔（风型）

瓦塔型体质的人，思维敏捷，具有一眼看穿他人的直觉力。但瓦塔型的人可能看破而不说破。

在人际关系方面，瓦塔型的人开始非常热情，但很快会归于平淡，不会执着于彼此的情感，像风一样吹过很快就忘记了。

瓦塔型的人，理解力强，但记忆力不好，当你再次遇到他的时候，可能他已经忘记了你的名字或事情，需要你主动提醒他，不要让他处于紧张和尴尬中。

瓦塔型的人，适合做创造性的工作，如自由职业、作家、心理咨询师、教师等，他们不适合简单、重复的工作，如会计之类的工作。

瓦塔型的人，十分怕冷，所以需要保暖，晚上睡觉要特别保暖，避免洗冷水澡。他们应该避（邪）风。运动（如瑜伽）时，不能在阴冷的环境中，因为那样会增加瓦塔。

瓦塔型的人，在各种体质类型的人中他的性能力是最差的。很多瓦塔型体质的人做爱后容易感冒，这是因为他的奥伽斯能量较弱。

瓦塔型的人，要多吃甜、酸、咸的食物，不适合吃苦、辣、涩的食物，避免饮酒、咖啡、绿茶。也不要抽烟，不可熬夜。

瓦塔型体质失衡的表现：消化疾病、肠胃不好、经期紊乱、皮肤干裂、关节差、便秘、腹胀、嗳气、睡眠质量差、容易失眠、缺乏持久活力、易得风湿病。

瓦塔型的人，要特别注意休息，不应做太多的瑜伽体位。对于他们，调息比体位重要，所以做体位时，配合科学的调息就十分重要。

皮塔（火型）

皮塔型体质的人，充满激情，容易成为工作狂。有些皮塔型的女性，如果遇到了感情问题、家庭问题，则更容易成为激进的工作狂。但这种生活方式会给她（他）的身体健康带来不利的影响。

皮塔型的人，容易陷入紧张的人际关系，他们会严格要求自己，也会严格要求他人，容易导致（不管是家庭还是单位）人际关系危机。他们常常认为好人不得好报。如果是父母，他们对孩子的要求会很严格，家庭关系容易陷入紧张。孩子出走，甚至极端化行为，往往多发生在父母为高皮塔型的家庭。

皮塔型的人，记忆力较强，本性好斗，容易记仇、报复。如果你是他的下属，你知道他是超级皮塔型的人，就要准备好好听话，接受他的训导，并努力按照他的要求去做。否则，就考虑换个工作或环境吧。

皮塔型的人，做事有条不紊，具有强大的执行力、意志力和效率。在一个团体/集体中，他思维敏捷、行动较快，下属不容易跟上，反过来会影响团体的效率。所以，皮塔型的人需要强化团队建设，形成一支同频的团队以减少内耗。

皮塔型的人，十分怕热，需要清凉的环境。他们都有很好的胃，适合吃清凉的食物，适合甜、苦、涩的食物，不适合酸、咸、辣的食物。他们不适合喝咖啡类的饮料，应该避免阅读或观看暴力、打斗、情节紧张的书籍、电影、电视，这类饮料和书籍等容易引起皮塔升高，导致皮塔失衡。

皮塔型的人，性能力中等，他们容易走强力路线，不容易顾及对方的感受。

皮塔型的人体质失衡的表现：皮疹、胃酸过多、视力下降、皮肤发炎、光过敏（晚间睡觉时需要关灯、全黑的环境），有时睡眠会有障碍、高血压、偏执、强迫症。

皮塔型的人，要特别注意节制，运动（如瑜伽）时注意不要太热。后弯和头倒立等体位要谨慎。适合做清凉的调息法。

卡法（水型）

卡法型体质的人，他们十分稳定，容易安于现状。他们需要接受新思想、新人群、新事物的刺激，不然的话，人生会过得死气沉沉、缺乏生机。

卡法型的人，具有较强的包容心，凡事看到美的地方，人缘较好。对于他人的批评，不会太在意。他们往往是很好的倾听者和安慰师。如果从事心理咨询，会很称职。

卡法型的人，记忆力非常强，很多事情经过很久都可以记忆犹新,细节都能回忆清晰,并从中获得美好的享受。

卡法型的人,做事缺乏动力,容易视而不见。但是,一旦他们诚心做事,却可以有极强的稳妥性和持续力,最终把事情做妥。对于他们,需要内在的动力和刺激,不然,很容易过颓废甚至邋遢的生活。

卡法型的人,做事慢但一般比较靠谱。他们不会像瓦塔型的人那样一阵风似的,风吹过了就没有了。

卡法型的人,并不适合和卡法型的人共事。他们和瓦塔型的人合作共事是最合适的,和皮塔型的人也可以,但有时需要过一种内忍的生活。

卡法型的人十分怕潮怕冷,适合在干热的环境中学习、工作。他们惧怕江浙的冬天,去更远的南方旅行是很不错的选择。

卡法型的人,要学会保暖,对于他们保暖就是保命。他们适合干式按摩,干式按摩可以促进他们身体的血液循环。他们不应该饮冷水、吃冷食,也不要喝太多水,喝太多水会导致水肿、面色苍白。他们的消化力不是很好,不能吃太多。适合多吃苦、辣、涩的食物,不宜多吃甜、酸、咸的食物。种子、绿叶蔬菜、陈蜜比较适合。适合食用涩的水果和干果,如苹果、杏桃、梅子、无花果(干)、桃、梨、樱桃、柠檬、柿子、石榴、葡萄干、草莓等。不适合吃特甜和特酸的水果,如香蕉、椰子、甜瓜、橙子、西瓜等。他们吃饭要定时,如果上了一定年纪,建议一天可以吃两餐,并且晚餐要早些,可以7点前就餐。

卡法型的人,旅行、参与各种活动,包括慈善活动,对他们都会十分有益。他们要强化运动(如瑜伽),但要注意运动环境。

卡法型的人,有很强的性能力,能够充分享受性快乐。喜欢浪漫，性幻想。但要避免沉溺其中。

卡法型的人体质失衡的表现：偏头痛、身体充血、淋巴问题、味觉差、糖尿病、哮喘、鼻炎、昏睡、肥胖、心脏问题、迟钝、执拗等。

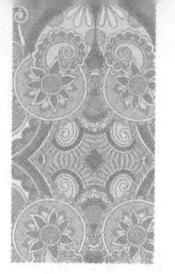

第二章

活得对：调节生活方式的健康保护带

影响人类寿命最重要的因素大概有五方面，依次是：第一，生活方式（含饮食方式）；第二，家族基因遗传；第三，环境因素和社会压力；第四，疾病；第五，衰老。根据这个排序，其中影响寿命的最大因素是生活方式。现代人，尤其是现代的年轻人，生活方式并不合理，甚至很糟糕。

第一节　不合理的生活方式

不合理的生活方式主要表现在以下几个方面：

饮食

人不吃东西，饿肚子，会饿出毛病。但人有东西吃，吃的方式或食物不对，也会吃出毛病。

现在很少有人因为没有食物、因为饥饿而得病。现代社会物质条件日益改善，穷人饿不死，普通大众一般食物都可以吃到，富人则是想吃什么就可以吃到什么。但是我们却可以观察到社会上出现越来越多的富贵病，如肥胖、肠道病、高血脂、动脉硬化、冠心病、糖尿病、脑中风等。如今贫穷的观念已经发生了巨大变化，富贵病也更多地出现在普通人群中，大众陷进了"吃得好，吃到倒"的尴尬境地。

与此同时，不少食材可能也存在不少问题，比如农药残留、食材过分加工、各种添加剂等。食材，是一种物化的能量，是维持我们五鞘的最基础的能量。食物吃下去，在身体中发生各种生物化学反应，转化为身体所需的各种能量。但如果食材本身就存在问题，那么在这个消化吸收的过程中也会出现各种问题。为此，阿育吠陀瑜伽主张我们需要发动一场饮食变革。

这场饮食变革就是从吃得好转向吃得对。要完成这场变革，就需要我们科学饮食，就必须要考虑我们每个人的体质差异。例如，瓦塔体质的人就不适合吃凉的食物、冷的食物，也不适合过多地吃绿色蔬菜，特别在冬天，这类体质的人不适合多吃水果，否则就容易在体内积累过多的寒气而导致各种身体问题。我们不能让我们的胃成为一个杂货铺、一个垃圾场，我们必须要根据个体体质而有差异、有选择地吃好、吃对。

睡眠

现代社会很多职业人白天黑夜颠倒、生物钟紊乱，有人睡眠不足，有人失眠，还有人周末睡很久，进行所谓的"补觉"。睡饱、睡好、睡香，对很多人来说，已经是一种奢侈的事。

根据阿育吠陀瑜伽，瓦塔体质的人更容易遭受失眠之苦。在种种生活压力下，皮塔体质的人也同样容易遇到睡眠障碍。睡眠成了当代人的一个重要障碍，由此开发的有关安眠药或者安眠产品五花八门。但如果人们不能从根本上解决睡眠问题，再多的外来之物也是没有用的。

工作方式和压力

工作方式和压力，涉及人的身体压力、心理压力、时间压力和智慧压力。传统社会，人们的生活节奏和自然的节奏是同步的。但如今，我们人类人为的干预已经非常严重，白天和黑夜之间的界限已被打破。我们进入社会这部巨大的机器中，一不小心就容易成为这部机器的磨损件甚至是废品废件。在巨大的社会竞争面前，因为压力过大，各种精神疾病越来越多，尤其是抑郁症患者不断增多，人的植物神经系统紊乱、免疫力下降，从而引发各种疾病。

我们注意到，有些瑜伽教练迫于生计而到处兼课忙于奔波，把自己的瑜伽搞得很不瑜伽。有的瑜伽馆主，出于商业本身的考虑，把瑜伽搞得像一个体育竞技场，让自己和员工陷入很不瑜伽的境地。阿育吠陀瑜伽主张，瑜伽人尤其要管控好压力。同时通过有效的、合乎个体体质特质的生活方式、饮食方式、体式、调息、曼陀罗和冥想等来调理身心。

娱乐方式

娱乐已经成了现代人生活非常重要的一部分。但有很多娱乐却违背人的身心健康，例如年轻人没完没了地玩电子游戏，进行各种花式的夜生活、各种莫名其妙的所谓旅行和爱好等活动。健康娱乐成了很多人的"必需"。

健身和养生方式

健身和养生如今成了时尚，这是好事。健身比不健身好，养生比不养生好。但不可否认，很多人的健身和养生之法并不科学。根据阿育吠陀瑜伽，需要根据每个人的体质来安排健身运动，包括瑜伽体位运动。而养生是一门伟大的艺术，要真正达到养生的效果，就更要结合个体体质，从多个方面加以调理。

空间布局

空间布局，就如堪舆学。一个人在地球上是有时空定位的。不同的地方对我们人的身心健康有着不同的影响。空间布局，在传统吠陀文化中属于风水学（Vastu）问题。空间布局，包括家庭空间布局，也有房子的布局，以及在比较大的范围内的布局。

要获得身心健康，最基础的还是要有比较科学、符合自身体质特点的生活方式。科学的生活方式在每个时代会有差异，但最基本的生活方式应该要保持稳定，例如我们不能随意打乱我们的生物钟、不能暴饮暴食、不能压抑自己的多种本能，等等。人的成长需要过程，也需要学会自我呵护。不会呵护自己的人，不可能真正呵护他人；不关心自己健康的人，也很难有效关心他人健康。自我呵护是一门艺术，也是一种科学生活方式所需要的。作为个体，如何才能有效地呵护自己以及有能力去呵护他人呢？作为瑜伽人，如何真正有效地呵护自己呢？瑜伽教练如何能真正做到科学指导学员、达到真正的呵护呢？

第二节 合理生活方式关键指导

阿育吠陀瑜伽主张了三种基本的体质，即瓦塔（风）、皮塔（火）和卡法（水）体质。基于这三种体质的混合，可以形成多种相应的体质。我们可以从这三种基本的体质出发，来提供生活方式上的关键性指导：

瓦塔体质

瓦塔体质的人（风型人），占据主导的元素是风和空。风和空压制火、水和地（土）元素，从而使得火、水和地（土）不能充分发挥它们各自正常的功能。风、空这两个元素的功能发挥太过，以至个体的体质表现为风、空等体质形态。瓦塔体质的人在生活中要特别注意以下几点：

1. 不能太过疲劳

瓦塔体质的人一旦疲劳太过，他们的免疫能力就会迅速下降，表现为很容易就感冒。熬夜对他们伤害很大。对于他们，午饭后稍作午休十分必要。

2. 保暖是最基本的养生之道

瓦塔体质的人缺乏持续性的能量，他们普遍抵抗力不强，并且十分怕冷。冬天手脚冰凉，尤其要注意保暖，有条件的话可以到温暖的地方过冬。平时洗澡要用热水，不可洗凉水澡。

3. 饮食要规律

瓦塔体质的人能量不稳定，很难持续，他们主要依靠稳定的饮食提供能量。所以，他们并不适合从事诸如禁食、辟谷等消耗能量的一些活动。他们适合有规律的一日三餐，以持续给身体提供稳定的能量。

4. 注意地（土）的平衡

瓦塔体质的人往往会为体重不足而发愁，这是因为他们的地（土）元素不足，他们需要有意识地补充地（土）元素的食物以及进行与地（土）元素有关的身心习练。

5. 注意补充水分

瓦塔体质的人除了火元素不足，水元素也比较欠缺，他们的皮肤容易干裂。外出参加活动，要带足饮用水。不少瓦塔体质的人，过多地外出参加活动，他们似乎没有做什么特别累的事情，却发现自己体重减轻了，一个原因就是他们水分的流失。但因为瓦塔体质的人，火元素也不足，所以他们不适合饮用冷水、冰镇水，不适合吃诸如冰凉的绿豆汤等。喝热水是最佳的补充水分之方式。而在冬天、春天，甚至常温的饮料也不建议他们饮用。

6. 日常生活方式科学化

瓦塔体质的人最忌讳熬夜，熬夜就容易带来失眠、烦躁。他们的睡眠、休息、工作和学习要相对规范化，不要轻易打破生物钟，一旦打破生物钟，他们的瓦塔就容易上升，而产生各种因瓦塔上升导致的疾病。

皮塔体质

皮塔体质的人（火型人），占据主导的元素是火和水，他们相对缺乏、空和地（土）元素。"火"这一主导性元素使得皮塔体质的人表现为"火性"，体现在身体、情绪、个性诸多方面。火、水这两个元素的功能发挥太过，以至个体的体质表现为火、水等体质形态。他们是典型的火型人，需要缓和火元素，相对增加风、空、地（土）元素。据说，世上大部分的工作狂都是因为皮塔严重失衡导致的。火型人在生活中要特别注意以下几点：

1. 不要把自己变成一部工作机器

皮塔体质的人要给自己保留放松的时间，要学会及时休息，也要学会把注意力适当地放在工作之外的地方，不要满脑子工作，不要把自己变成工作机器。

2. 注意温度调节和平衡体温

皮塔体质的人能量大，他们怕热、不喜强光，不能在强烈的太阳光下活动。他们工作、学习和休息的环境不能太热、太嘈杂，睡觉时需要关灯，注意通风和温度控制。皮塔体质的人，他们喜欢清凉，但也不建议他们吃太多的凉食、冷食。平时穿衣不宜太厚，要注意平衡体温。

3. 注意控制饮食

皮塔体质的人消化力强，吸收利用率高，他们应该控制饮食。不要吃太多零食。平时，要多预备水，避免吃或少吃油炸食物、辣椒等火元素强的食物。

4. 注意补充水分

皮塔体质的人要注意多喝水、喝常温水。喝水是火型人调节身体的基本方式之一。但尽可能避免冰块和冰镇水之类的冷水。皮塔型的人，尽管有比较好的胃，但也不适合吃很多冰淇淋之类的冷食。

5. 少刺激，多注意休息

皮塔体质的人天生具有强烈的竞争意识，不但与他人竞争，他们也与自己竞争，对人、对己要求都较高，导致他人、自己压力过大。

他们要减少外来的刺激，也要学会自我调节，减少自我激励性的刺激。要强迫自己每周花时间"不工作"，每天保证"休息"时间。休息时就是休息，而不要增加额外的工作。

卡法体质

卡法体质的人（水型人），占据主导的元素是水和地（土），他们相对缺乏风、空和火。卡法体质的人和瓦塔体质的人，他们有一个共同特点，就是怕冷。瓦塔体质的人缺水、身体比较干，皮肤容易干裂，惧怕干燥，而卡法体质的人水元素多、皮肤好，而惧怕潮湿。他们因为水元素多，表现为水型体质特征，是水型人。他们不爱运动，惰性，他们需要风之动、空之飘。水型人在生活中要特别注意以下几点：

1. 保暖是第一法则

卡法体质的人到了冬天会手脚冰凉，因为他们身上缺火元素。他们需要注意通过饮食、穿着、工作和休息房间的设置来让自己有一个舒适暖和的身心生活环境。

2. 需要强化刺激

卡法体质的人比较"懒惰"，他们需要自己给自己或他人给自己带来刺激。这里的刺激包括身体上的、情绪上的、心意上的、意志上的。他们需要多一些"竞争意识""行动意识"。比如，土型人做瑜伽体位时，需要强化练习，练习的速度和强度不能太低，大休息术的时候不宜时间过长，一般控制在5~6分钟内。

3. 注意饮食

卡法体质的人需要特别注意饮食，尽可能不吃零食，避免多食甜食。他们不宜多吃冰淇淋、牛奶、甜食、黄油等。如果他们长期吃甜食，很容易得糖尿病。但他们适合每天吃一点蜂蜜。

4. 避免潮湿

卡法体质的人要避免生活环境的潮湿，因为他们的身体对潮湿反应强烈，潮湿的环境不利健康。

5. 注意饮食十分重要

卡法体质的人，控制身体的一个核心就是控制饮食。他们消化力比较差，容易堆积脂肪，他们需要增加促进消化的火元素，可以多吃辣的食物，姜茶、姜黄对他们都很好，也可以增加刺激性的香料、调料。干涩食品，例如干果、饼干、绿色蔬菜等，对他们很有益。

6. 注意多运动

久坐生卡法。卡法体质的人要让自己每天有规律地运动，要有意识地培养自己的爱好、多运动。旅行是一项比较适合卡法体质的人的运动方式，对于他们，瑜伽体位就是一项很好的运动方式。

7. 合理饮水

卡法体质的人本身水元素较多，他们饮水要适量而不可多饮。

第三节　日常养生安排

无论是瓦塔体质，还是皮塔体质、卡法体质，都需要根据自身的体质特征来安排自己的日常基本生活，尤其是早晚的基本安排。下面是我们普通的瑜伽习练者在一天中早晚的基本生活安排，这种安排属于日常养生，而非特定的安排。

早晨

1．起床

一般建议6点起床。起床要缓慢，起床时可做一些自我调理，如会阴收束法、脚跟调息法（具体可参考《阿育吠陀瑜伽》）。

2．上盥洗室大小便

3．洗脸

热水而非冷水洗脸。

4．清洁牙齿

消除细菌，清理和美化牙齿。选择适合自己的牙刷，最多三个月必须换一次牙刷。要选择适合自己的牙膏，不建议一年到头用一种牌子的牙膏。

5．清洁舌头

舌头排毒。用刮舌器清洁舌头，也可以用牙刷或者用自己的牙齿，从后向前推刮舌头。消化从舌头开始，管理好舌头，对于健康十分重要。如果用刮舌器，从后向前连续刮10次左右即可。建议一天一次。

6．油拔

口腔排毒。用合适的油反复漱口，至少3分钟。如果要让这一活动充分发挥作用，一次也可以漱口15分钟。

7．饮用热水

晨起时不建议喝茶，也不建议喝任何饮料，但宜饮用热水，皮塔体质的人相对可以多饮一些。热水可以更好地清理淋巴系统、软化硬组织，扩大、清理和湿化深层组织，疗愈和修复消化系统。对于瓦塔体质的人尤其有益。

8．做简单瑜伽体位

如果时间充裕，可以做适合自己体质的简单的瑜伽体位（可以参考体位中的瓦塔序列、皮塔序列和卡法序列）。

9．3~5分钟调息

根据个人体质，做相应的调息法。时间宜在3~5分钟。

10．做5~10分钟冥想

可以把调息和冥想结合起来。Om调息冥想法、Soham调息冥想法等都适宜。有关Om调息冥想法和Soham调息冥想法参考后面的具体介绍。

11．吃符合自身体质的早餐

晚上

1．降低生活节奏

到了晚上，不适合争论，不适合激烈的运动。一般睡前1小时需停止各种激烈的体力和脑力活动。

2．晚上8点前吃晚餐

一般8点前吃晚餐，睡前2小时不进食（除非特殊情况，补充一点营养）。对于卡法体质的人，晚餐要少吃，并且要早吃，最好晚上6点前结束晚餐，晚餐后不宜再进食。晚饭后不宜立刻上床睡眠。

3．可点合适自身体质的香薰

一般情况下，卧室应干净，无异味，无须香薰。若需要，应选择适合自身体质的香薰。关于香味，可以参看下表：

瓦塔体质	皮塔体质	卡法体质
安息香 茉莉花香	檀香 茉莉花香	樟脑香 茉莉花香

4. 干刷

干刷是一种自我护理，主要是用洗澡海绵或专用刷子去除毒质以及干死的皮肤细胞，清理淋巴系统。

5. 自我（精油）按摩

根据体质差异，可以选择适合体质的单方精油或复合精油按摩滋养身体。精油按摩可以促进缓解肌肉紧张、解毒、身心放松。一般使用比较暖和的精油，渗透身体更深层面，润滑关节，从内部保湿和滋养。如果较忙，没有办法做比较完整的精油按摩，也可以做简单的精油按摩，对身体的主要部位进行护理。下表是不同体质自我按摩的精油推荐：

瓦塔体质	皮塔体质	卡法体质
芝麻油 杏仁油	椰子油 橄榄油	芝麻油 杏仁油 葵花籽油

瓦塔体质之人，可以选用芝麻油或杏仁油；皮塔体质之人，可以选用椰子油或橄榄油；卡法体质之人，可以选用芝麻油、杏仁油或葵花籽油。这些精油属于基础精油，可以直接用来按摩。当然，也可以再调一些其他更好的精油，例如对于瓦塔体质，可以调以薰衣草精油；对于皮塔体质，可以调以薄荷精油；对于卡法体质，可以调以迷

迷香精油。关于精油按摩频率，考虑到不同体质的人之差异，建议如下：

瓦塔体质	皮塔体质	卡法体质
每周5次以上。 干燥、寒冷的季节，可以每天1次。	每周3次以上。 潮热的季节，不建议多按摩。	每周2次以上。

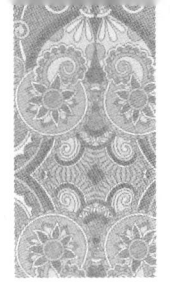

第三章

吃得对：瓦塔、皮塔、卡法体质的饮食法

阿育吠陀瑜伽高度强调能量平衡。人能够活着，依赖于能量，离开能量，人就没有活力，也无法活下去。人死了，我们就说他断气了。气，活力，能量，中文中为"炁"（qì）。它们背后所指向的是普拉那（prāna，能量）。我们无法离开普拉那。普拉那，在我们人这里涉及普拉那的进入、普拉那的维持、普拉那的平衡和普拉那的消退。

我们每天吃食物、喝水是最基本的后天能量进入方式，呼吸、光照等也是最基本的后天能量进入方式。阿育吠陀瑜伽充分考虑饮食对健康的影响。

第一节　五大元素：补缺饮食观

阿育吠陀主张一切的存在最终都是由五大元素即地（土）、水、火、风、空构成的。而人的构成中,五大元素会出现不平衡。了解到五大元素和人体之间的关系,我们就可以深入五大元素进行饮食调补。

地(土)元素占主导的食物

如果五大元素中缺地(土)元素,就可以补充地(土)元素。

瓦塔体质的人,其主导构成要素是风和空,也可以说,他们缺少地(土)元素。地(土)元素具有稳定功能,而瓦塔体质的人一般缺乏稳定性,他们就可以多吃一些地(土)元素占主导的食物,以便保持平衡。

地(土)元素对皮塔体质的人也同样十分重要,因为皮塔的主导元素是火和水,缺少地(土)元素。不过,皮塔体质的人应该少食用地(土)元素占主导的坚果类食物,因为坚果类容易导致皮塔上升。

而卡法体质的人不应该多食用地(土)元素占主导的食物,因为卡法的构成是地(土)和水。

一般来说,重的、密度大的食物地(土)元素比较多,典型的地(土)元素占主导的食物如下:

※根用蔬菜,如番薯、南瓜、大头菜、萝卜

※豆类。对于瓦塔体质的人,除了绿豆,建议吃加工的豆类食品,如豆腐、豆浆

※坚果和种子。但不建议吃烤熟的以及加了盐的坚果

※椰子肉

※多数谷物

水元素占主导的食物

水在人体中的比重很高。人体所有的组织都离不开水。按比重来说，婴儿期，水占80%~85%；成人期70%~75%；中老年期占60%~65%；老年期60%以下，最低不会低于50%。人体每天补充水分是最基本的生存性要求。

从阿育吠陀瑜伽的角度看，不同体质的人都需要每天补充水分，对水的需求是有差别的。

瓦塔体质的人主导元素是风和空，他们皮肤较干，需要补充充足的水分。他们不太适合吃干果类的食物。不过，他们所需要的水分不及皮塔体质的人，因为皮塔体质的人主导元素是火，火会快速消耗水分。而卡法体质的人本身就有充足的水元素，他们需要的额外的水分不应太多。因此，从补充水分之量上说，皮塔体质的人需要最多，而瓦塔和卡法体质的人次之。

※多汁水果，如西瓜、哈密瓜、橘子、木瓜

※多汁蔬菜，如黄瓜、西红柿、夏南瓜、冬瓜、（未成熟的）葫芦

※牛油果

※椰子水和椰子油

※奶制品

火元素占主导的食物

火，agni，一种转化和改变的力量。在人体中，消化代表火，火意味着生命。由于火的转化性力量，它被视为打通不同世界的使者。

火的温和表达就是温暖、暖和。要健康地活着，身体必须有火来让身体保持温暖、暖和。

在三种基本体质中，瓦塔和卡法体质的人比较缺乏火元素，所以需要养护自己体内有限度的火，同时需要通过饮食等补充火元素。皮塔体质的人，火元素占了主导，因此他们在日常饮食中不需要过多摄入火元素。

火元素占主导的食物：

※生姜、丁香、小茴香、肉桂

※洋葱、大蒜

※咖啡

※酒精饮料

※烟草

※各种辣椒

※酸性水果，如柠檬、葡萄、罗望子、菠萝、蔓越莓

风元素占主导的食物

风元素代表运动、变化和不稳定。它和普拉那关系密切，有时普拉那就代表了风。一个人，如果风元素占主导，形体一般就会偏瘦。瓦塔体质的人主导元素是风和空。皮塔和卡法体质的人相对缺乏风元素。所以，瓦塔体质的人要少食用风元素占主导的食物，而皮塔和卡法体质的人适合多食用。对于皮塔体质的人，风元素多的食物可以减少他们身上的炎症，但要少食用茄果类蔬菜，如西红柿、茄子、土豆等。而对于卡法体质的人，多吃一些风元素多的食物可以减轻他们的体重，蒸熟的十字花科蔬菜，如羽衣甘蓝、抱子甘蓝、花椰菜，都是

很好的选项。

风元素占主导的食物：

※豆类，如鹰嘴豆、黑豆

※干果

※炸土豆片

※爆米花

※饼干

※生菜

※十字花科蔬菜，如花椰菜、抱子甘蓝、卷心菜

空元素占主导的食物

有时风和空这两个元素会被混淆，但它们之间并不相同。瓦塔体质的人主导的元素是风和空。据说，风元素和人的体内关系密切，而空元素和人的体外关系密切。从经验上说，空元素让人感到身体升起，从而出现脱离感。风元素多了，体重减少；而空元素多了，并不是体重减少，而是人的意识的扩展。根据阿育吠陀，禁食（辟谷）是人和空元素发生密切关系的方式之一，往往可以成为瑜伽修持的一个重要部分。阿育吠陀不支持长时间的禁食（辟谷），但推荐一周一日的禁食（辟谷）。在这一天中，不吃主食，但可以喝水以及营养饮料。由于卡法体质的人主导的元素是地（土）和水，所以，禁食（辟谷）特别适合他们。瓦塔体质的人一般不适合禁食（辟谷），因为他们用于消耗的能量很有限，一周一日的禁食（辟谷）也没有必要。皮塔体质的人可以视情况参与禁食（辟谷）。需要提醒那些一味倡导禁食（辟谷）之优点的人，不能把禁食（辟谷）的作用推广到任何体质

的人。

空元素占主导的食物：

※鲜榨蔬菜汁

※咖啡

※酒精饮料

※藻类

※玛卡

第二节　善待生物火

Agni含义非常广泛。人体包含约40种火，其中包括大家熟悉的生物火或胃火（jāthara agni）。胃火负责消化、营养吸收、新陈代谢等功能，具有热、轻盈、运动、干燥、精微的特点，类似于皮塔（pāchaka pitta，帕查哥-皮塔）。人的生物火健康，就容易消化食物；而正确对待我们的情绪，会让我们身心健康。如果生物火不正常，就会遇到消化等各种方面的健康问题。

拉德（Lad）教授在《阿育吠陀教程》中说，拉丁词"ignis"是英文词"ignite"的词根，它们具有共同的词根"agni"，意思是"点燃"，也就是火。Agni中的每个字母可以这么理解：

A：Awareness（觉知），每个细胞都是觉知的中心，火控制着这一觉知。

G：Governor（主宰），食物消化、吸收和转化成能量的主宰，同时，它也主宰所有细胞和组织的结构和功能之活动。

N：Nutrition（营养），滋养身体所有组织，也中和组织中的各种毒素。

I：Intelligence（智力），细胞的智力、选择。

食物中充满了能量，但这些能量不是都能为人体直接摄入，而是需要一个消化的过程。火元素影响着身体的众多功能：

※Pakti：食物和感觉经验的消化和吸收，产生营养、知识和理解力。

※Darshana：促进视觉。

※Mātroshna：调节体温。

※Prasāda：提供精神的清晰，带来整全感。

※Dhātu poshanam：组织营养。

※Ojah Kara：产生奥伽斯（ojas，活力素），保证免疫力。

※Tejah Kara：产生特伽斯（tejes），维持细胞新陈代谢。

※Prana Kara：呼吸中普拉那的产生和使用。

※Dirgham：维持寿命。

※Prabha：带来健康的光泽。

※Bala：提供力量和活力。

※Prakruti Varna：维持体质和肤色。

※Vikruti Varna：不正常的肤色（如果瓦塔过多，就会有暗色素沉淀；皮塔过多，会出现黄色或红色污点；卡法过多，则脸色苍白）。

除了对身体的直接影响之外，火元素也影响着情绪和精神诸方面：

※Shauryam：给予信心、勇气和无惧。

※Harsha：创造欢乐、惬意、满足和笑声。

※Dhairyam：提供耐力、稳定和信心。

※Medha Kāra：保持智力以及细胞的相互沟通。

※Buddhikra：逻辑能力和分辨力。

※Prasāda：精神上的清晰、综合力和一贯性。

※Rāga：创造感情、兴趣、热情和精彩人生。

如果火元素引发不平衡，我们就会看到对立情绪的产生：

※Ashauryam：焦虑、恐惧（和瓦塔关系密切）。

※Aharshna：抑郁、伤心（和卡法关系密切）。

※Adhirata：不耐烦（和皮塔关系密切）、马虎（和卡法关系密切）。

※Medhahara：缺乏细胞间沟通，引发疾病，包括癌症。

※Buddhihara：缺乏决断力（和瓦塔关系密切）。

※Vishada：混乱、心意散乱（和瓦塔关系密切）。

※Viraga：内摄、抑郁（和卡法关系密切）。

火元素对身心健康影响很大。瓦塔、皮塔和卡法这三个道夏和生物火之间有着密切的关系，大致上可以说：

瓦塔体质：冷、干、不规则的消化系统。

皮塔体质：热、强烈、酸性的消化系统。

卡法体质：缓慢、重、弱的消化系统。

基于此，阿育吠陀提出四种基本的消化火，即Sama Agni（平衡之火）、Vishama Agni（不规则之火）、Tikshna Agni（强烈之火）和Manda Agni（迟缓之火）。

Sama Agni（平衡之火）

人的道夏处于平衡状态时，生物火也就处于平衡状态，提供平衡的新陈代谢。人如果具有平衡的生物火，他可以在不同季节吃各种食物，却不会带来不好的症状。消化、吸收和排泄都是自然而正常的。这样的人有很好的免疫力，健康、长寿。

Vishama Agni（不规则之火）

由于瓦塔的累积，生物火经历较大变化，此时，胃口变化大，消化不稳定，容易嗳气，便秘，肚腹绞痛。有时引发腹泻，食后有沉重感，肠子容易发出咕咕的声音。可能的症状是：皮肤干燥，关节差，容易出现坐骨神经痛、下背痛以及失眠，容易焦虑、不安、恐惧等。特别糟糕时舌头会是棕黑色的，嘴巴干燥，牙龈萎缩，肌肉痉挛等。一般瓦塔紊乱的人容易表现出这一不规则之火的表征。

Tikshna Agni（强烈之火）

由于热、强烈的皮塔属性，随着皮塔上升，火变得强烈，导致旺盛的新陈代谢。这样的人，食欲增大，消化后有喉咙、嘴唇和上腭干、烧心的感觉，也容易出现恶心、呕吐和各种可能的炎症。从心理上说，高新陈代谢容易引发愤怒、憎恨和嫉妒，容易对人、对事指指点点。一般皮塔紊乱的人容易出现这一火的表征。

Manda Agni（迟缓之火）

卡法体质的人容易引发生物火的迟钝，导致慢新陈代谢。这样的人，消化差，容易出现流涎症、胃口丧失、过敏、恶心，也可能出现水肿、肥胖、高血压和糖尿病、昏沉、嗜睡、皮肤冷湿。从心理上说，慢新陈代谢容易引发依附、贪婪，以及强烈的占有欲。一般卡法体质的人容易出现这一火的表征。

克塔比（Sahara Rose Ketabi）对此做了归纳，我们可以参看下表：

火的类型	与道夏关系	身体症状	心理症状
Sama Agni 平衡之火	和三个道夏有关	消化力强大 胃口稳定 免疫系统健康	食后赋能 头脑清晰 充满爱心
Vishama Agni 不规则之火	与瓦塔有关	胃口不规则 嗳气，便秘 身体干	焦虑，不安 恐惧，失眠
Tikshna Agni 强烈之火	与皮塔有关	胃口大 稀便，胃酸过多	愤怒 不耐烦
Manda Agni 迟缓之火	与卡法有关	消化力差 容易增重 食欲不振	嗜睡 疲惫 虚弱

综合克塔比方法，可以用下面的简单方法大致判断我们的火属于哪种状态。

（1）饭后感觉如何？

a.取决于吃的，经常会嗳气，腹胀

b.通常是好的，有时因为饮食不当会有烧心感

c.重，滞，疲惫

d.好，充满能量

（2）常常感到饥饿吗？

a.每天会变化

b.常常会

c.很少，长时间感到饱饱的

d.相当规则

（3）大便如何？

a.通常是干的，小，有时腹泻

b.经常液体一样

c.重，稠密

d.正常

（4）哪种食物容易干扰你？

a.花椰菜、十字花科类食物

b.油炸的或辣的食物，大蒜，番茄

c.甜食，主要是碳水化合的食物，重的食物

d.对各种食物都适应

根据这四个题目，看看你在a、b、c、d四个选项中哪个选项最多。如果是a，你就是瓦塔类型的生物火；如果是b，你就是皮塔类型的生物火；如果是c，你就是卡法类型的生物火；如果是d，你就是平衡类型的生物火。

从这个简单的生物火出发，可以大致确定这四种类型的生物火对应的常用食物。其中，平衡之火则可以均匀、自由地使用各种食物。

（1）Vishama Agni（不规则之火，针对瓦塔体质）

可以多食的食物：

※各种坚果和种子

※芝麻油

※绿豆

※根茎蔬菜，如姜、南瓜、番薯

※甜果

※暖性谷物

※炖煮的咖喱蔬菜汤

应该避免的食物：

※炸土豆条

※饼干

※冰镇水、咖啡、绿茶、苏打水

※爆米花

※沙拉

※冰沙

（2）Tikshna Agni（强烈之火，针对皮塔体质）

可以多食的食物：

※鲜果

※各种豆类

※椰子油

※绿叶蔬菜

※凉性谷物

※十字花科蔬菜

※种子

应该避免的食物：

※辣椒

※巧克力

※各种油炸食品

※洋葱、大蒜

※坚果

※西红柿以及各种茄属蔬菜

（3）Manda Agni（迟缓之火，针对卡法体质）

可以多食的食物：

※各种辣的食物

※种子

※十字花科蔬菜

※豆类

※低糖水果

※苦涩的蔬菜，如绿叶蔬菜、抱子甘蓝、芦笋

※少量谷物和油

应该避免的食物：

※奶制品

※油炸食品

※淀粉类食品，如面包、意大利面食、过量米饭

※糖、蜂蜜等

※甜果，如枣子、香蕉、杧果和干果

第三节　吃得对：饮食王道

人活着全赖于能量。能量的摄入方式有多种，饮食是最基本也是

最直接的方式。人们常说,病从口入,说的就是如果不注意吃进去的东西很可能就会生病。饮食要卫生,这很容易理解而被接受,但大部分人还没有意识到吃得对是一门伟大的艺术。

从逻辑上说,人类饮食经历了几个阶段:

第一,吃得饱阶段。由于生产力和技术的原因、交通和自然环境的原因,在很长时间内人类都只是在追求"吃得饱"的途中。人和其他动物非常相似,终日为了肚子奔波。但人类高度发达的智性,形成了强烈的自我意识,发展了发达的语言,学会了与环境打交道的种种方式,在生存条件上不断发展变化。最终,大部分人完全摆脱了"吃得饱"这一阶段。尽管今天依然还有不少人处于追求"吃得饱"的征途中,但作为一种文化意识,人类早已经过了这一阶段。

第二,吃得好阶段。在如今的城市和农村,大家都非常重视吃,大部分人条件都不错,可以根据自己的需要吃饱还能吃好。吃是人的本能,但是吃得多又吃得好,则是一种贪婪和无知,后果就是高度的营养过剩,带来各种富贵病以及各种其他疾病。目前,对大部分人来说,基本上都处于吃得好阶段,不管富人还是普通人,情况基本相似。但他们还不懂真正科学地吃。

第三,吃得对阶段。古老的阿育吠陀,对于吃有一套科学的知识和实践之道。根据阿育吠陀,体质不同则饮食有别。通常,阿育吠陀区分了三大类体质,即瓦塔、皮塔和卡法。在前面的论述中,我们已经知道很多生活方式、饮食方面的科学。下面,基于瓦塔、皮塔和卡法这三类体质,我们更具体地介绍科学饮食的艺术,让我们普通人真正学会"吃得对"。

瓦塔体质的饮食原则

多食用味道甜、酸、咸的食物，性质重、油、热的食物。少食用味道苦、辣、涩的食物，性质轻、干、凉的食物。

我们可以对主导性的食物大致归类，读者可以根据以下的阐述简便地确定哪些食物适合瓦塔体质的人。

——甜的水果：杧果、菠萝、苹果（煮熟）、龙眼、樱桃、红枣、板栗、橙子、金橘、水蜜桃、香蕉（熟）、葡萄、椰子肉、奇异果、荔枝、无花果、杏（鲜）、柠檬、罗望子果、乌梅、木瓜、桃子、李子、苹果酱、椰枣、西瓜（只在热天食用）、榴莲、黑枣、百香果、番石榴、酪梨、凤梨。

要避免或少量食用的水果：香蕉（未成熟）、葡萄（干）、柿子（干）、无花果（干）、苹果（干）、椰枣（干）、杨桃、西洋梨、柿子、葡萄柚、桑葚、山竹、椰子汁、草莓、枇杷、火龙果。

——甜的蔬菜、煮熟的蔬菜：南瓜、番薯、四季豆、芦笋、甜菜、高丽菜、胡萝卜（煮熟）、大蒜、洋葱（煮熟）、绿叶蔬菜、莴苣、秋葵、香芹、芥菜、韭菜、黄瓜、豆芽菜、橄榄、菠菜（熟）、大头菜（熟）、芜菁甘蓝、甜椒、辣椒（少量）、西洋菜。

忌冰冷、生鲜或干的蔬菜：苦瓜、甜菜叶、高丽菜（生）、花椰菜（生）、西洋芹、玉米（鲜，偶尔食用无妨）、茄子（生）、蘑菇、洋葱（生）、甜椒和辣椒、马铃薯（生）、豌豆（生）。注意：瓦塔体质的人避免生食十字花科蔬菜。

——适合的谷物：燕麦（煮熟）、藜麦、印度香米、糙米。

不适合的谷物：任何冷的、干的或膨化的谷物都不适合。

——适合的豆类：豆腐、豆花、豆浆、豆腐皮。对有些瓦塔体质的人，豆类很难消化。食用的豆类最好煮熟，特别是可以放点小茴香。

不适合的豆类：炒熟的豆类，瓦塔体质的人不能多食。

——适合的坚果：杏仁、芝麻、胡桃、腰果、花生等油性重的坚果。不过，坚果不易消化，不能多食。最好食用新鲜的、未加盐的坚果。

不适合的坚果：烤的和加盐的坚果。

——适合的奶制品：酥油、克菲尔（发酵乳饮料）、羊奶、奶酪、酸奶。另外，对于奶不耐受的人，则应该避免。

不适合的奶制品：冷冻酸奶、冰淇淋、非有机奶制品、奶粉。

——适合的鱼肉蛋类：牛肉、猪肉、鸡肉以及火鸡肉，尤其是黑猪肉，鸡蛋（牧场放养的）、鱼（新鲜的海鱼）。

不适合的鱼肉蛋类：羊肉、兔肉、火鸡（白肉）、鹿肉。

——适合的油：杏仁油、芝麻油、芥籽油、橄榄油、椰子油等暖和而非轻、干以及过度加工的油。

不适合的油：玉米油、花生油、菜籽油、棕榈油。

——适合的糖类：蜂蜜、红糖、糙糖浆、罗汉果糖、甜菊糖、枣糖、椰糖、木糖醇、人工甜味剂。瓦塔体质的人适合补充更多的糖，天然的糖是最好的。

不适合的糖类：蔗汁、白糖。

——适合的调味品：小茴香、姜、芥末、肉豆蔻、菜椒、迷迭香、藏红花、姜黄、阿魏、罗勒、黑胡椒、小豆蔻、肉桂皮、丁香、香菜。调味品在阿育吠陀中被视为药物，可以刺激胃火。

不适合的调味品：很辣的辣椒、辣椒粉、印度楝、山葵。

皮塔体质的饮食原则

多食用味道甜、苦、涩的食物，性质重、油、凉的食物。少食用味道酸、咸、辣的食物，性质轻、干、热的食物。

我们可以对主导性的食物大致归类，读者可以根据以下的阐述简便地确定哪些食物适合皮塔体质的人。

——适合的水果：枇杷、苹果（甜）、杨桃、山竹、火龙果、梨、椰子、牛油果、无花果、西瓜、甜橙、菠萝、石榴、梅子、杏（甜）、葡萄（红、紫、黑）、甜瓜、樱桃（甜）、杧果（熟）、木瓜、番茄、椰子、桑葚等多汁、甜味、涩的水果。

不适合食用酸的水果：苹果（酸）、柠檬、香蕉、樱桃（酸）、葡萄柚、葡萄（青）、奇异果（偶尔食用）、杧果（青）、桃、凤梨（酸）、柿子、李子（酸）、草莓、罗望子果。

——适合的蔬菜：芦笋、大白菜、黄瓜、花椰菜、绿豆、莴苣、青豆、香菜、土豆、豆芽菜、苦瓜、高丽菜、西洋芹、四季豆、秋葵、甜椒、番薯、蘑菇、南瓜、芋艿等甜的、苦的、涩的蔬菜。

不适合的蔬菜：白萝卜、茄子（偶尔食用无妨）、蒜、大头菜（偶尔食用无妨）、韭菜（生）、芥菜、洋葱（生）、菠菜（熟，偶尔食用无妨）、西红柿等辛辣味的、酸味的蔬菜。

——适合的谷物：藜麦、燕麦、米（香米）、小麦、大麦松饼等清凉的谷物。

要避免的谷物：黑麦、玉米粥、发酵面包、玉米、小米、荞麦，用玉米、大麦、栗粉等煮的粥。

——适合的豆类：黑豆、鹰嘴豆、兵豆、豌豆、大豆发酵食品、豆腐。

少食用的豆类：豆罐头、酱油。

——适合的坚果和种子：杏仁（浸泡、去皮）、南瓜子、葵花子、亚麻仁。

减少或避免的坚果：除了浸泡过、去皮的杏仁，其他坚果一般都不适合。

——适合的奶制品：黄油（无盐）、羊奶、奶酪、酥油、有机酸奶（最好是未加调味品、家庭制作）。

不适合的奶制品：黄油（加盐）、冷藏酸奶、亚麻仁、酸奶油、干酪。

——适合的鱼肉蛋类：清凉的肉，如鸡肉、猪肉（但避免多食用红烧肉）、鸭蛋、兔肉、鸡蛋（除蛋黄）；淡水鱼、虾。

避免食用的鱼肉蛋类：牛肉、鸡肉（红肉）、羊肉、甲壳类动物。

——适合的油：椰子油、橄榄油、酥油、亚麻籽油等清凉的油。

不适合的油：花生油、玉米油、葵花籽油、豆油、菜籽油。

——适合的糖类：木糖醇、枫蜜、罗汉果糖、椰糖、枣糖、甜菊糖等自然清凉的糖类。

不适合的糖类：红糖、蜂蜜、棕榈糖、蔗糖、橘蜜、白糖。

——适合的调味品：罗勒（鲜）、姜（鲜）、黑胡椒（少量）、薄荷、小豆蔻、欧芹、香菜、小茴香、藏红花、姜黄。

不适合多用的调味品：丁香、胡椒、大蒜。

卡法体质的饮食原则

多食用味道苦、辣、涩的食物，性质轻、干、热的食物。少食用味道甜、酸、咸的食物，性质重、油、凉的食物。

以下我们对主导性的食物大致归类，读者可以根据以下的阐述简便地确定哪些食物适合卡法体质的人。

——适合的水果：苹果、杏仁（鲜）、浆果（葡萄、番茄等）、梅子、无花果（干）、桃子、梨、苹果泥、樱桃、柠檬、西洋梨、柿子、石榴、葡萄干、草莓等涩的水果和干果。

不适合的水果：香蕉、葡萄柚、杧果、西瓜、甜瓜、牛油果、椰子（肉）、椰枣、无花果（新鲜）、橙子、李子等很甜和很酸的水果。

——适合的蔬菜：芦笋、甜菜叶、苦瓜、玉米、高丽菜、大白菜、萝卜、花椰菜、芹菜、芥菜、大蒜、蘑菇、茄子、马铃薯、洋葱、香菜、豌豆、菠菜、豆芽菜、朝鲜蓟等辛辣和苦涩的蔬菜。

不适合的蔬菜：黄瓜、西红柿（熟）、土豆、冬瓜、橄榄等甜味、多汁的蔬菜。

——适合的谷物：大麦、荞麦、小米、黑麦、干燕麦片（少量的）、藜麦等干的谷物。

不适合的谷物：发酵面包、面食、小麦、精白米、糙米。

——适合的豆类：绿豆、黑扁豆、豌豆、豆豉。

不适合的豆类：黄豆、豆酱、豆腐乳、四季豆、日本豆面酱。

——适合的坚果和种子：杏仁（浸泡、去皮）、南瓜子、葵花子、大麻籽、亚麻仁。

减少或避免的坚果：不要多吃坚果，以及由坚果制作的食品。

——奶制品：通常避免食用奶制品。

——适合的鱼肉蛋类：鸡肉（白肉）、鸡蛋、兔肉、虾、淡水鱼、瘦猪肉。

不适合的鱼肉蛋类：牛肉、鸡肉（黑肉）、羊肉、肥猪肉。

——适合的油：杏仁油、酥油、橄榄油（少量）、亚麻油等轻的、未加工的油。

不适合的油：花生油、玉米油、葵花籽油、豆油、菜籽油、红花籽油。尽量少食用各种油。

——适合的糖类：卡法体质的人不适合食糖，如果要吃，一定要量少。适合的有木糖醇、罗汉果糖、甜菊糖、蜂蜜（未加工的）。

不适合的糖类：人工甘味剂、大麦芽、枣糖、果糖、槭糖浆、白糖、蜂蜜（加热的或加工过的）。

——适合的调味品：茴香、阿魏、罗勒、黑胡椒、辣椒、丁香、香菜、葫芦巴、薄荷、姜、芥末、肉豆蔻、牛至、迷迭香、藏红花、姜黄等各种调味品。

不适合或者多用的调味品：盐。

关注饮食搭配的艺术

要科学饮食，就意味着要"吃得对"。根据阿育吠陀以及阿育吠陀瑜伽，"吃得对"包含着一个重要内容，就是不同食物如何合理搭配，特别是避免某些食物之间的搭配。

像阿育吠陀专家拉德告诉我们的，古代阿育吠陀经典对于食物的混合食用是有指导的。有的食物是不能混合食用的。例如，牛奶和香蕉、乳酪以及各种酸性水果不能混合食用。类似地，牛奶和西瓜不可混合食用。一般规则如下：

——水果不能和谷物一起吃，最好单独食用；

——生食不要和煮熟的食物一起吃，新鲜的食物不要和剩菜剩饭一起吃；

——蛋白质含量高的如奶制品一般单吃，或和一些谷物搭配吃；

——蜂蜜是不能烧煮的。

我们为读者提供了一张食物混合食用提醒表，供大家参考。

食物	不能和下面食物混合食用	可以和下面食物混合食用
豆类	水果、牛奶、酸乳、奶酪、鸡蛋、肉、鱼	谷物、蔬菜、其他豆类、坚果等
鸡蛋	水果（尤其西瓜）、牛奶、酸乳、奶酪、肉、鱼	各种谷物、非淀粉类蔬菜
水果	总体来说，任何食物（除了某些煮熟的水果）	类似水果
谷物	水果、西米（木薯粉制成的）	豆类、蔬菜、其他谷物、鸡蛋、肉类、坚果、种子、奶酪、酸奶
蜂蜜	不可烧煮，单独食用	和同样重量的酥油可以一起食用
热饮	杧果、酸乳、奶酪、鱼、肉、淀粉	多数食物可以混食
柠檬	黄瓜、西红柿、牛奶、酸乳	作为少量调味品与其他食物混搭
西瓜	任何食物，尤其奶制品、鸡蛋、油炸食品、谷物、淀粉	单独食用

续表

食物	不能和下面食物混合食用	可以和下面食物混合食用
牛奶	香蕉、车厘子、西瓜、酸果、腌菜、发酵面包、酸乳、肉、鱼	单独食用。但可以和米饭、布丁、燕麦粥、大枣、杏仁一起食用
茄科的土豆、西红柿	水果（特别是西瓜之类的）、黄瓜、奶制品	其他蔬菜、谷物、豆类、肉、鱼、坚果、种子
萝卜	水果、牛奶	
西米（木薯粉制成的）	水果（尤其香蕉、杧果、葡萄干）、豆类、粗糖	
酸乳	水果、牛奶、奶酪、鱼、肉、茄科的土豆、西红柿、热饮	谷物、蔬菜
生食	不能和很多熟食一起食用	少量其他生食
剩菜剩饭	刚煮熟的食物	吃现烧的，如有剩菜剩饭需要在尽可能短的时间内食用

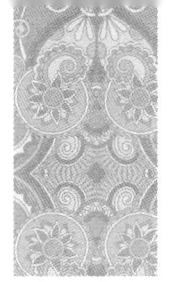

第四章

练得对:瓦塔、皮塔、卡法体质的瑜伽体位

生命和成长依赖能量,既需要先天能量,同时更需要后天的能量。后天的能量可以通过食物、阳光、印迹等获得,人们最容易理解的直接能量来源首先是我们摄入的食物,摄入的能量在体内如何运行也同样重要。而瑜伽的体位习练就涉及能量在人体内的健康运行,并与身体的健康塑形有着密切的关系。

第一节 为何要将阿育吠陀和瑜伽体位相结合

瑜伽中体位(āsana)一词的含义有一个发展过程。在帕坦伽利的《瑜伽经》中,āsana主要的意思是指坐的姿势,它要求坐稳坐舒适,以便于冥想。而到了哈达瑜伽中,āsana发展出了各种各样的体位之观念。

《牧牛尊者百论》认为体位能消除人的身体疾病。从现代的角度看，体位有助于矫正体形，促进身心健康，但习练体位本身要合理、要科学。我们注意到，一些瑜伽教练、瑜伽爱好者在习练瑜伽中不时出现瑜伽伤害。

下面我们首先来了解瑜伽体位的类型学。

觉悟（解脱）或三摩地导向的体位

在《瑜伽经》中，体位（坐姿）服务调息，调息服务制感，制感服务专注、冥想和三摩地。尽管帕坦伽利本人没有谈及后来出现的各种体位法，但沿着他的思路发展，瑜伽体位的目标则很明确，就是直奔觉悟（解脱）或三摩地去的。所以，帕坦伽利谈到坐姿（体位）时不忘"冥想无限者"。后来的古典哈达瑜伽发展了众多的体位，这些体位的目标最终是将人引向三摩地。这是传统哈达瑜伽的体位法。

健身导向的体位

健身导向的人们，把瑜伽视为一种单纯的健身运动形式。事实上，今日人们所实践的诸多体位在古代印度并没有，而是当代的发展。由于它是基于身体导向的，西方的运动科学、解剖学等很自然地融入其中，客观上把身体视为一个运动对象来研究。这和古典哈达瑜伽不同，古典哈达瑜伽并不是基于西方式的运动科学、解剖学发展而来的，也不是身体导向的，而是把身体视作通道，是三摩地导向的。当代哈达瑜伽的体位法主要是健身导向的体位瑜伽。

疗愈导向的体位

疗愈导向的体位和三摩地导向的体位非常不同，它主要关心的是身体的健康。疗愈导向的体位也不同于健身导向的体位。疗愈导向的体位不会特别追求体位的难度以及人们所追求的所谓体位之"美"，而是立足身体本身，让这具身体更加健康。

疗愈导向的体位意味着瑜伽习练是为了习练者的身体疗愈。如何才能做到真正的体位疗愈呢？印度传统医学即阿育吠陀认为，身体的疾病来自人的三种主导能量的不平衡，即瓦塔、皮塔和卡法能量的不平衡。体位本身在某种意义上不能直接带来身体的疗愈，但体位对形体的纠正是直接发生作用的。在这方面，西方的运动科学、解剖学对人体的认识是十分合理的。不过，体位和人体的三重体质之间的关系却不是西方运动科学、解剖学所关注的。在这方面，印度阿育吠陀可以提供科学指导。

当我们将体位和体质结合起来时，我们会从另一角度发现印度的另类运动科学，即体质不同，它所要求的运动形式、强度都应该有所区别。否则，瑜伽的体位习练不一定会带来健康，相反，有可能因为习练不当的体位而带来瑜伽伤害。阿育吠陀瑜伽强调，瑜伽习练必须考虑个体体质的差异，需要基于个体体质的差异来安排相应的瑜伽体位习练。

第二节　了解体质差异对于习练瑜伽的益处

瑜伽体位习练是今日人们所理解的瑜伽的基本内容。在大部分人那里，没有体位就不是瑜伽。尽管这样的理解是错误的，但这足以让我们意识到，瑜伽的体位在人们心目中的重要位置。

我们也注意到，目前商业化流行的各种瑜伽体位系统基本上没有考虑个体的体质差异，更没有突出把个体体质差异作为瑜伽体位习练的出发点。设想一下，同一个体位，对于不同的人，有什么不同的作用吗？同样一个体位，要求不同的习练者练习同样的强度和速度，对不同的习练者会带来什么影响吗？可以观察到，一般性的瑜伽教练在瑜伽体位教学中的模式是统一的，也即是，在教学中，他们要求所有参与练习的瑜伽习练者做同样的体位、同样的强度和速度。有的习练者可能会在练习中承受不住做某个体位的强度、速度而被迫停下来，否则就可能带来瑜伽伤害。习练者不知道自己为何做不了同样的体位或者为何达不到同样的强度、速度和效果，他们大都把这些问题归因于他们自身身体的僵硬，而不会想到是他们自身的体质不同。

了解一点中医的人都知道，中医看病，首先需要望闻问切。对于病人实际病情的了解始终是第一位的，如果不知道病人的实际病情，那么一张方子开到底就很危险了。瑜伽也是一种特别的药，可以疗愈身体，体位是其中的一种用药形式。为了让习练者能科学地习练，我们首先需要对人本身有一个了解。

在本书前面的篇章中，我们已经具体谈过了人的体质，它涉及人的构成元素，即地（土）、水、火、风、空。这些元素的不同组合，构成不同的体质，其中有三种是最基本的，即瓦塔、皮塔和卡法。了解个人的体质对瑜伽体位的习练以及传授讲解都具有重要的意义。

1. 打破体位练习的同一模式

不同人体质不同，相应地他们的体位习练就有差异。这涉及习练时间、习练内容、习练强度、习练速度等不同的模式。这种基于体质差异的瑜伽习练模式可以最大限度地避免瑜伽习练中可能带来的伤害。

2．瑜伽习练更加有效

结合了体质的体位模式，瑜伽体位的习练就更加有效。例如，瓦塔体质的人就不能追求体位习练的强度和速度，应该让自己"慢一点"。而皮塔体质的人不能在体位习练中轻易地追求极限，而应该让自己"静一些"。卡法体质的人在习练中则要对自己"狠一点"。

3．习练者体验"合适的才是最好的"瑜伽

阿育吠陀瑜伽习练不是一种竞技运动。每个人的瑜伽习练都应该从自己当下身体的情况出发，通过体位习练，让自身的能量更好地流动起来，体验到"合适的才是最好的"瑜伽。

4．瑜伽教练更有效指导学员

好教练或者合格的教练应该首先对自己学员的身体状况有个真实的了解，只有这样才能给学员更合理、更有效的指导。即便是在瑜伽大课上，这足以使得教练能够面对众多学员在习练中遇到的问题。

5．瑜伽私教更需要阿育吠陀瑜伽

瑜伽私教首先需要，也必须要了解学员的体质，从学员体质出发，才能制订真正有效而实际的体位习练个性方案。

6．瑜伽馆可以更好地服务学员

瑜伽馆要在瑜伽上更好地服务学员，就应该提供各种形式的人性化、个性化服务，其中对每一个学员的体质了解尤其重要，这样才会让学员得到真正的身心健康。

第三节　阿育吠陀瑜伽应用和教学序列

如果读者您是一个瑜伽爱好者，可以根据本书中的知识进行自我指导。以下是一个基本模式：

1．测试体质

在做测试时，不能选择自己喜欢的"答案"，而要基于自己"客观的事实"。

2．分析体质

每个人的体质都十分复杂。我们在这本书中所分析的是相对简化了的。有机会，瑜伽习练者还是应该寻求专业的分析。

3．制订方案

根据体质分析结果，个性化制订习练瓦塔、皮塔或卡法序列的时间、强度、具体内容等。

4．实践提升

在实践中不断完善自己的瑜伽习练，让瑜伽习练更加合乎我们的体质，从而保障我们的身心健康。

如果读者您是一位瑜伽教练，特别是瑜伽私人教练，您要做的首先是为学员提供以下指导或服务：

1．协助学员测试体质

瑜伽教练需要学会如何给学员明确的体质讲解，以及如何测试。

2．帮助学员分析体质

在分析体质时，需要注意的是，不要做分数的奴隶，要观察学员的其他相关信息，以便让测试分数得出的结论和实际体质更加相符。聪明的教练会根据有限的但可能很重要的信息调整对测试分数的分析结论。

3．灵活对待测试结果

在瑜伽私教实践中，可以根据实际发展的情况做某种形式的调整，不能刻板僵化固定成一套不变的模式。

4. 提高教练与学员黏合度

根据测试分析的结果以及实践中的需要，深化私教的瑜伽内容，这种内容的深化和扩大同样是基于学员的体质，这样更加有效，可以提升彼此的黏合度。

5. 定制体位序列

基于瓦塔、皮塔和卡法体质特征，下面我们分别提供瓦塔、皮塔和卡法，这三种体质所对应的体位序列。

瓦塔体质的体位序列

瓦塔体质瑜伽体位习练要保持能量的稳定、平衡和持续，内心充满热情，尽可能保持身体平静、专注和放松，体位要适度、缓慢、柔和，不能用力突然过猛。呼吸要深沉，平静，并且要强化吸气。

开始之前，可以根据实际情况让学员先做预备体位进行暖身。这些体位简单易行，实践中可多可少，但应该相对完整，最后要辅以日常化的曼陀罗结束习练。下面我们提供最基本的体位以及曼陀罗以供瓦塔体质习练者选用。

旋脚趾（顺逆时针各9次），旋脚踝（顺逆时针各9次），旋膝盖（顺逆时针各9次），旋髋（顺逆时针各9次），旋腰（顺逆时针各9次），旋脖子（顺逆时针各9次），旋肩（顺逆时针各9次），伸腿（9次），屈肘（9次），伸臂扩胸（9次），握拳（吸气握紧拳头，呼气放松，9次），甩手（36次），摇滚式（9次），揉腹（顺逆时针各9次），动态蝴蝶式（上下运动9次），晃海（顺逆时针各36次），转眼珠（顺逆时针各9次），瞪眼（配合呼吸9次），叩齿（9次），拉耳廓（9次），捏耳垂（9次），敲天鼓（36次），揉鼻子（顺逆时针各9次），搓脸（9次），手梳头（9次），拍打全身（9遍，尤其拍打足三里、大腿外内侧、屁股、腰部、大椎穴，可以借用器械），脚蹬地（9次），发唵（Om）音（9遍），发疗愈曼陀罗音（9遍）。

基本的体位如下：

1. 木桩式

操作：

静心，保持平和安静。

身体呈立正站姿，双脚分开约半个肩宽。

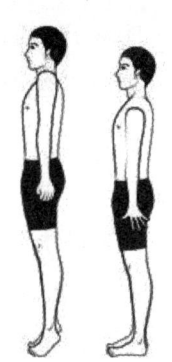

双脚后跟缓慢抬起；鼻腔吸气至脐轮位置，用意念把能量提升至上身，直至到达头部。

到达最高点时住气。然后，脚后跟快速回落，身体呈自由落体运动，同时，鼻腔快速呼气，身体下落时，身体快速回落地面形成振荡，过程类似木桩回落。

吸气和住气时，闭上双眼；呼气时，睁大双眼。

身体振荡过程中，意念身体内各种不好的信息、负能量、病气等都带下、排出、直抵地心。

如此反复21次。如果已经习惯、适应，一次可以实践50次，甚至100次。

效果：

此法可以提升自身免疫力，促进道夏平衡，尤其是促进命根气和下行气的平衡。

提醒：

刚开始习练，需要谨慎，脚后跟回落地面要从轻到重、从慢到快慢慢适应；女性经期不建议实践此法。

2．苏磨金刚坐

操作：

第一种：

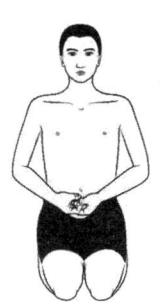

两膝并拢跪地，小腿胫骨和两脚脚背平放地面。

背部挺直，臀部放置在脚跟上。

结苏磨手印，自然放松。

第二种：

双膝跪地，两个小腿和脚背贴在地面上。

两膝靠拢，两个大脚趾相互交叉，双脚跟外指。

臀部后坐于两脚内侧，同时结苏磨手印，自然放松。

背部挺直，臀部放置在两个脚跟之间。

观想身体从尾骨到头顶有一根线连着，并且这根线轻轻上提，腰背就会自然挺直。

闭目养神，自然呼吸。

时间为3分钟，Soham呼吸法，感受身体，感受呼吸过程。

效果：

促进并改变骨盆区的血液流动和神经脉冲，有助于强化骨盆肌肉的力量。具有防止疝气之功效，有助于治疗男性生殖方面的一些症状，调理女性月经，促进消化等功能。

提醒：

初学者在做苏磨金刚坐的时候，开始时容易感到脚踝疼痛，需要逐步适应。

3. 树式

操作：

直立，两脚并拢，两手掌心朝内，双臂靠近左右大腿外侧。

右脚跟提至腹股沟和大腿上半部，右脚尖朝下，右脚抵放在左大腿上。

左腿平衡全身站立，双掌合十。

双臂伸直，高举头顶。

深呼吸，保持稳定1~3分钟。

合十双掌回落至胸前，放松双臂放至身体两侧。

落下右腿，恢复站立。

左右脚交换，重复这一体位。

建议熟练时做闭眼树式。

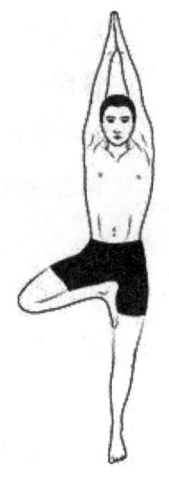

效果：

树式体位对瓦塔体质的人具有极好的滋补作用，同时加强腿部、背部和胸部肌肉，有助于人体的平衡性和专注力。闭眼树式的平衡效果更佳。

提醒：

高血压患者保持胸前合掌即可。同时，他们也不适合闭眼习练。

4. 幻椅式

操作：

站立。

双臂高举头上，双掌合十。

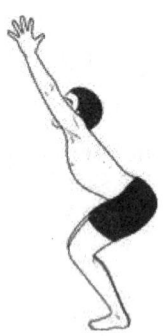

呼气，屈膝，身体下沉，类似坐在椅子上。

腿部受力，胸部后收。

正常呼吸，保持20~60秒。

呼气，双臂下沉，回到站立。

效果：

强化脐轮。强健两腿，促进身体平衡，调整不良体位，有助于强化脊柱，也有助于缓解腰背酸痛、僵硬。

提醒：

心脏有问题者不适合手臂过头高举。

5．单腿站立平衡式

操作：

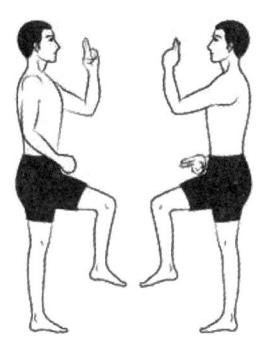

左脚站立，右脚抬起，左手无名指、小指和拇指指尖接触，其他手指自然放松伸直，自然放在脐轮位置，右手无名指、小指和拇指指尖接触，其他手指自然放松伸直，举起，与眼平，眼观前方3~5分钟。之后，左右脚和手转换。（开始右脚抬起有困难者，可以左脚站立，右脚脚尖点地，重心在左脚。习练一段时间适应后，可以采取右脚抬起。）

效果：

强化根轮和生殖轮，促进人体免疫力，对于疗愈手脚冰凉、肠胃问题十分有效。

6．站立前屈

操作：

站立。

两膝伸直，呼气，身体前屈下弯，两手手指碰触双脚边地面，努力让掌心贴近地面。

抬头，延展脊柱，保持2~5个呼吸。

呼气，腿可稍弯曲，头向下靠近双膝小腿。

深呼吸，保持3~7个呼吸。

吸气，双掌贴地面，抬头。

深呼吸，保持2~3次；吸气，缓慢起身回到站立姿势。

效果：

增强人体弹性，延展、滋养脊柱，有助于增强肾、肝脏和脾胃功能。

提醒：

前屈到位对很多人来说比较有难度，对于初习者不要过分要求到位。心脏或血压有问题的习练者前屈幅度要小。

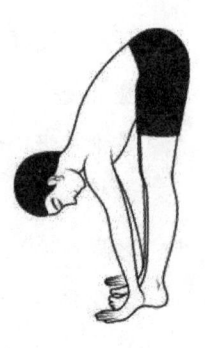

7．三角伸展式

操作：

直立，两腿伸直，两脚大幅度分开，脚尖稍微朝外。

两臂朝两侧平伸，与地面平行。

呼气，慢慢向左侧弯腰，保持两臂和躯干成90°角，左手掌撑地。

保持体位10~30秒钟，自然呼吸。

吸气，起身，两臂缓慢恢复向两侧平伸，回至与地面平行。

左右交换，重复这一体位。如此左右各做3~6次。

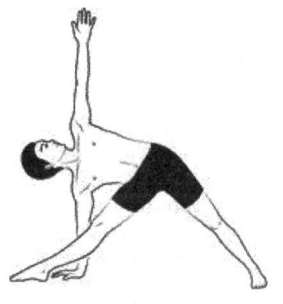

效果：

增加身体柔软度、灵活性，具有回春之功效。

8．战士一式

操作：

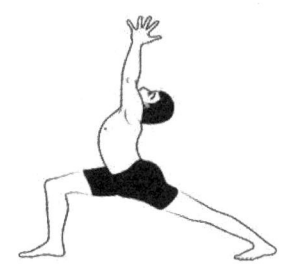

站立，两脚并拢，两臂置于身体两侧。

双手合十，高举过头，努力向上延展。

吸气，两腿前后分开。

呼气，右脚和上身躯体右旋90°，左脚向右方稍微转动。

屈右膝，右大腿和地面保持平行，小腿和地面以及大腿成直角。

左腿后伸，膝部拉直。

头上仰，双眼注视合十的双掌，延展脊柱。

保持这一体位，平稳地做6~9个呼吸。

回到站立。

左右腿交换，重复这一体位。

效果：

滋养和强化踝、膝盖、髋、肩膀，放松颈部和下背部，释放紧张，扩展胸，有助于肺，也有利于培养全身平衡力和注意力。

提醒：

这一体位看似非常简单，其实难度不小。高血压患者慎做，如果要做这一体位，则可以不做高举合十的动作，而强调下身的体位。

9．战士二式

操作：

站立，深呼吸，双脚大幅度分开。

两臂向两侧平举，与地面平行。

左膝挺直，右脚向右转90°，左脚则向右转20°左右。

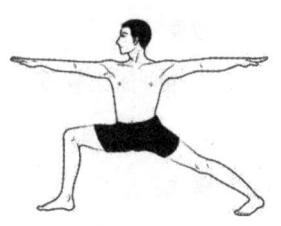

屈右膝，大腿和地面平行，小腿和地面以及大腿成直角。

双手带着意念向两侧尽可能延展。

头右转，双眼注视指尖。

深呼吸，感知腿部肌肉，保持5~9个呼吸。

吸气，回到站立。

左右腿交换，重复这一体位。

效果：

有助于强化根轮、脐轮。促进小腿肌肉柔韧。

提醒：

高血压患者慎做，如果做，强调下身的体位。

10．战士三式

操作：

站立，双掌合十，高举过顶，努力向上延展。

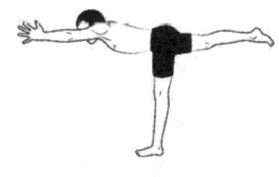

吸气，两脚大幅度分开。

呼气，右脚和上身躯体向右方转90°，左脚向右方稍微转动。

屈右膝，让大腿和地面平行，小腿和地面以及大腿成直角。

左腿后伸，膝部拉直。

头朝上方仰,双眼注视合十的双掌,延展脊柱。

保持稳定,平稳地做2个呼吸。

呼气,将上身躯干向前倾,直到胸部靠近右大腿上。

双臂伸直,双掌合十。

缓慢呼气,上身稍微向前倾斜,同时伸直右腿,左腿也伸直。

右腿完全伸直,左腿与地面平行,身体成T字状。

保持这一体位3~5个呼吸。

呼气,回到战士第一式。

左右交换,重复这一体位。

效果:

促进双腿强健、身体平衡、内心平静,提高脊柱弹性和身体匀称性。有助于根轮、生殖轮和脐轮的稳定。

提醒:

战士三式难度比较大,不可急于求成。在习练中要注意保持平衡,不要摔倒。

11. 上犬式

操作:

双腿向后伸展脚趾直指向后。

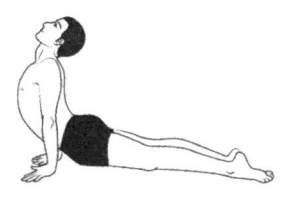

吸气,双手平稳用力推地。再一次吸气,完全伸展手臂;同时,抬身,收紧双腿肌肉,使两腿伸直,两膝离地。

挤压尾骨向前,使耻骨向肚脐靠近。身体重量放在脚趾和手掌上。

稳固两肩,肩胛骨内收。

保持3~6个自然呼吸。

然后放下身体回到地面。

效果：

改善形体、强健脊椎、手臂、手腕、延展胸部和肺部、肩膀以及腹部，紧实臀部，刺激腹部器官，有助于缓解轻度忧郁、疲劳和坐骨神经痛。这一体位恢复脊椎活力，尤其推荐给那些苦于背部僵直的习练者。也有助于骨盆区域的血液循环。

提醒：

背部损伤者、怀孕者不要习练这一体位。

12. 下犬式

操作：

可从婴儿式进入这一体位。

手臂向前伸直，与肩膀同宽。中指或食指正对前方，双手平行。

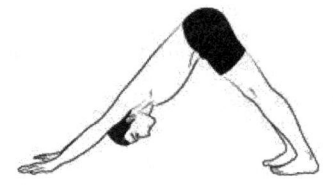

脚分开和盆骨同宽，脚掌踩实地面，蹬直腿。

吸气，保持双手双脚的对称位置；呼气，骨盆和躯干抬起，进入下犬式。

尽量撑开五指，均匀垂直向下用力。整个手掌下压，每个指关节根部尤其是拇指和食指的根部紧贴地面，手腕内侧及前臂向地面旋转。

肘部伸直、锁住，手臂肌肉收紧。双侧肘部内侧"肘眼"互相对视。

扩展胸部和上背部。

踮脚抬起脚跟，伸直双腿，坐骨和尾骨尽量上抬。

头部下垂放松，颈椎延展到颅骨根部，头自然触地。

感知受到拉伸和延展的肌肉和身体部位，努力伸直双腿。

均匀深长地呼吸。保持5~10个呼吸。

做这一体位，可选择使用瑜伽砖支撑头部或脚跟。

效果：

锻炼手臂和腿部的韧带、腰背的肌肉，强化后背力量，改善身体线条，促进脊柱能量流动。也可以改善消化系统，缓解失眠、生理期和更年期不适及下背部疼痛，增强手臂、腿部、躯干的力量，使全身充满能量。

提醒：

血压异常者或患有眩晕病症者，谨慎习练此体位。

13. 靠墙倒箭式

操作：

将脚朝墙上上抬，身体结构对称，保持脊柱不要歪向一边。

双肩和颈部后脑落地（如有难度，可以在下方垫上毯子）。

高血压患者、面部血管压力大的习练者可屈腿，或者双腿搭在椅子上。

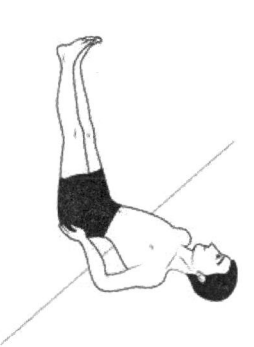

冬季练习时，建议穿上厚袜子，保暖。

初学者建议停留3~5分钟，慢慢可以延长到5~15分钟。

体位结束时不宜马上起身，可退到右侧卧，使全身血液循环回到正常模式。

效果:

缓解大腿、双脚水肿和疲劳。促进肝解毒、肾排毒。保护心脏,稳定血压。保护脊椎,防止关节退化。舒缓神经系统,促进睡眠。降低血脂,稳定血糖。此体位非常适合低血压、每天长时间坐着的习练者。

提醒:

腰部僵硬的习练者要谨慎。最好预备一个大枕头垫在腰部作缓冲。

14. 肩倒立式

操作:

仰卧,两手置于体侧。

慢慢抬起双腿直到垂直于地面。

抬起上身躯干,双肘稳靠地面,双手放在双髋处以支撑身体、保持稳定。

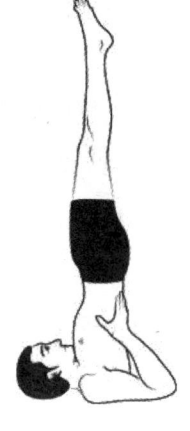

保持这一体位,自然呼吸,保持5~9个呼吸。

缓慢放低两脚,稍微高于头顶,双掌放回地面,轻轻把身体躯干放下,回到躺着的状态。恢复到常态。

效果:

缓解大腿、双脚的水肿和疲劳。促进肝解毒、肾排毒。保护心脏,稳定血压。保护脊椎,防止关节退化。舒缓神经系统,促进睡眠。降低血脂,稳定血糖。活化大脑,促进思维。促进血液进入双眼、头皮、面部循环,促进人的活力。此体位非常适合低血压、每天长时间坐着的习练者。

提醒：

背部、颈部有问题的，一般不能习练，高血压患者也不适合习练。

15．蝗虫式

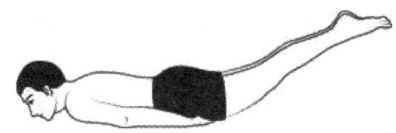

操作：

俯卧地上，两臂向后伸直。

呼气，抬头，胸膛、双腿同时上抬离开地面。（开始时，头和胸膛抬起的幅度可以小些，双腿抬起的幅度也可以小一些。双手、双臂和肋骨都应该高离地面。）

两腿保持伸直。

大腿肌肉收紧，收紧臀部。

稳定地呼吸，保持体位3~9个呼吸。

胸膛、双臂、头部以及双脚缓慢放回地面。

放松全身。

然后，继续做2~5次。

如果必要，可以做一些变体，可以降低难度。

效果：

促进消化，消除胃部疾患和肠胃胀气，也有助于增强脊柱的弹性。可消除腰部疼痛，有助于疗愈椎间盘突出、膀胱或前列腺疾病。

提醒：

此体位不适合高血压患者习练。

16．侧角式

操作：

山式站立，打开两腿约1~1.2米。

吸气，双臂向两侧外展，与肩同高，掌心朝下。

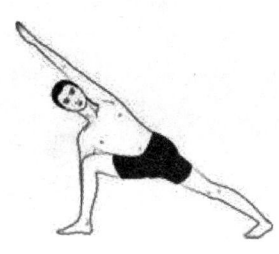

右脚缓慢向右侧旋转90°，膝盖保持伸直。

呼气，弯曲右膝，上身贴住右大腿，右大腿和地面平行。

右手放在右脚外侧地面上（如果有难度，可以靠近地面上而非放在地面上，或者使用瑜伽砖）。

吸气，左手臂举过头顶，手臂内侧贴住耳朵。

眼睛前看，也可转头向上，眼睛看着左手指尖。

保持自然呼吸3~7个。

吸气，慢慢伸直右膝，双手平举与肩膀同高。

右脚转回。

呼气，双手下落，双脚并拢，回到山式。放松。

效果：

坚持这一体位，可强健髋、腿和脚踝，增强力量和耐力，强健后腰，调理肾脏，促进消化和排泄系统。

提醒：

患有头痛、高血压、低血压、失眠症的习练者要谨慎习练这一体位。或者降低体位的难度，降低要求。

17. 站立手抓大脚趾

操作：

山式站立。

双手抚髋，吸气，抬右膝，右手食指和大拇指勾住大脚趾。

呼气，向前伸直右腿，保持身体稳定、髋部稳定。

右脚向右打开，眼睛看鼻尖，保持呼吸稳定。

脊柱和胸腔向上延展。左脚内侧压实地面，右臀下沉，髋部指向正前方，大腿肌肉向上收紧。感知右腿内侧的延展。

吸气，右腿向前收回。呼气，松开右手，右脚缓慢回落地面。

左右交换，重复这一体位。

效果：

强健腿部和腹部内侧肌肉，提高身体平衡能力，促进腰大肌的强健。

提醒：

如果膝部有病痛，请谨慎习练这一体位。

18. 船式

操作：

仰卧，双腿伸直，双臂放体侧，掌心朝下。

吸气，同时抬起头部、上身躯干，双腿和双臂同时抬起离开地面。

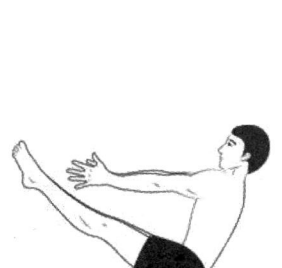

脚趾和头部离开地面30厘米以上。

双臂向前伸直，与地面平行。

住气，尽可能长时间地保持这一体位。

慢慢呼气，双腿和躯干同时自然回落地面，放松全身。

这一体位可以做3~7次。

效果：

强健腹部器官和肌肉，缓解压力，有益于前列腺，缓解腹部胀气，还可以消除腰部脂肪，增强肾脏功能。

提醒：

背部有问题者要注意咨询医生以及阿育吠陀瑜伽老师谨慎习练这一体位。

19. 头触膝前屈伸展式

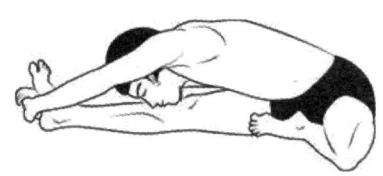

操作：

双脚伸直坐姿。

屈左膝，左脚抵放在右大腿根部。

脚跟靠近会阴处，脚掌贴紧大腿内侧。

右脚脚尖回勾，腿后侧压地。

吸气，双手经体侧上举过头顶。

呼气，身体向前、向下，胸腔和腹部靠近大腿；双手握住右脚脚掌或脚后跟，低头，前额轻轻放在小腿上。

左右交换，重复这一体位。可以习练1~3次。

效果：

缓解压力，稳定血压，强健腹部器官，缓解腿部僵硬。有益于前列腺增生的习练者。

提醒：

这一体位对初学者有较大的难度，应降低习练要求。在习练中也可选用辅助工具。

20. 手杖式

操作：

两腿并拢，平直向前伸出。

脚板立起，脚趾朝上，脚后跟向前伸直，加强双腿的拉伸感。

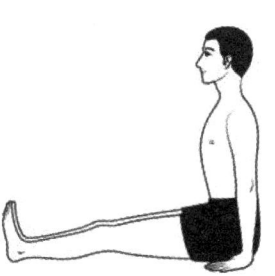

膝盖向大腿内侧收缩。

上身与双腿垂直，脊椎挺直。

肚脐轻轻向脊椎收缩，呼吸在胸腔和上腹部进行。

头颈与脊椎成直线，双眼前视。

双肩放松，胸部舒展。

手臂放在身体两侧，双手平放在地面上，手指向前与双腿平行。

坚持做3~7次。

效果：

手杖式几乎是所有坐姿和前屈体位的起点和基础，可帮助其他坐姿体位做得更加有效。这一体位可提升根轮能量，对生殖系统和内分泌系统非常有益。这一体位还启动身体多处肌肉，增强肌肉力量，特别是腰背部。

提醒：

这一体位看似简单，但初学者以及年纪较大的习练者并不容易做到位。

21．仰卧抱膝式

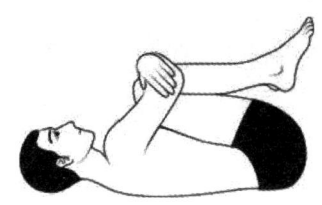

操作：

双腿并拢，双膝并拢，双脚并拢，两手放在身体两侧。

双腿缓慢弯曲，脚跟靠近臀部。

双臂抱住双膝。

吸气，呼气，膝盖努力靠近胸部。

保持3~7个呼吸。

手臂和双腿缓慢松开，双脚伸展回到地面，双手回到地面。

仰卧式放松。自然呼吸。

效果：

预防便秘、肠胃气胀，减少胃部脂肪，改善肝脏、大肠和胃。可强化脐轮，促进平行气的健康。长期坚持做这一体位，具有很好的养生、健身之功效。

提醒：

背痛、腹部手术者不可以习练这一体位。颈部有问题者谨慎习练，不可抬头。

22．仰卧扭转式

操作：

仰卧，两腿伸直，自然呼吸。

屈膝收腿，双腿尽量收近胸部。

两手摊开。

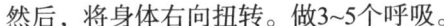

保持两手贴地，身体左向扭转。做3~5个呼吸。

然后，将身体右向扭转。做3~5个呼吸。

效果：

这一体位对于背部、肩膀具有良好的疗愈效果，同时增强血液循环和滋养、调理腹部脏器。

提醒：

背痛、腹部手术者不可以习练这一体位。

23．根锁（会阴收束法）

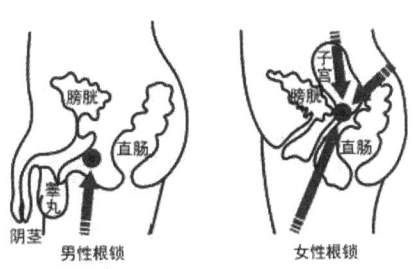

操作：

采取合适的冥想体位，如至善坐。至善坐可以施压于会阴区域。

闭眼,放松全身。

意识集中于会阴区。

提拉骨盆底的肌肉收缩这一区域。然后放松。

如此收缩—放松,收缩—放松,连续21次,正常自然呼吸。

以上是粗糙的第一阶段。

下面是精微的第二阶段。

继续收缩会阴区域,充分感知这一区域。

收缩再紧一些,同时其他地方保持放松。

刚开始习练,明显感觉到肛门和尿道括约肌也在收缩。但随着感知和控制力的提升,慢慢会只感知到会阴处收缩。

缓慢、均匀地放松肌肉,调整感觉,注意力集中于收缩点。

如此大限度地收缩。然后完全放松,可做14次或21次。

效果:

有益于泌尿、排泄系统,可以促进根轮的发展,也可以改善生殖轮的平衡。

提醒:

女性经期不可以习练这一体位。

24. 摊尸式

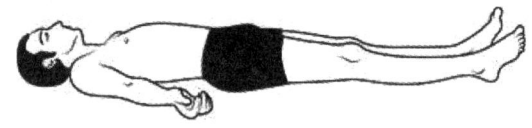

操作:

躺在垫子上,头朝南北向或西北向。

双臂放在身体两侧,掌心朝上。

两脚自然放落在地面上。脚后跟可以垫上东西,抬高一些。

闭上双眼,放松全身。平静自然呼吸。

呼吸时可做Soham呼吸法。

如果是有教练或导师带领的,则顺从带领的口令,心意随口令走。

持续时间15~20分钟。

效果:

这是一种特别好的放松功法,配合呼吸,可以疗愈紧张、神经衰弱、失眠。同时,对于恢复体力,平衡交感神经和副交感神经十分有益。

皮塔体质的体位序列

皮塔体质的瑜伽体位习练要保持能量清凉、开放和善于接纳,保持身体清凉、放松,以"臣服"的方式来做体位以便消除多余的热和紧张。呼吸层面,清凉呼吸为主,放松,扩散,有时可以通过嘴巴呼气,以便释放多余的热。

开始之前,可以根据实际情况让学员先做预备体位进行暖身。这些体位简单易行,实践中可多可少,但应该相对完整,最后要辅以日常化的曼陀罗结束。下面我们提供最基本的体位以及曼陀罗以供皮塔体质习练者选用。

旋脚趾(顺逆时针各9次),旋脚踝(顺逆时针各9次),旋膝盖(顺逆时针各9次),旋髋(顺逆时针各9次),旋腰(顺逆时针各9次),旋脖子(顺逆时针各9次),旋肩(顺逆时针各9次),伸腿

（9次），屈肘（9次），伸臂扩胸（9次），握拳（吸气握紧拳头，呼气放松，9次），甩手（36次），摇滚式（9次），揉腹（顺逆时针各9次），动态蝴蝶式（上下运动9次），晃海（顺逆时针各36次），转眼珠（顺逆时针各9次），瞪眼（配合呼吸9次），叩齿（9次），拉耳廓（9次），捏耳垂（9次），敲天鼓（36次），揉鼻子（顺逆时针各9次），搓脸（9次），手梳头（9次），拍打全身（9遍，尤其拍打大腿外内侧、屁股、腰部、大椎穴，可以借用器械），脚蹬地（9次），发唵（Om）音（9遍），发疗愈曼陀罗音（9遍）。

1. 木桩式

操作：

静心，保持平和安静。

身体呈立正站姿，双脚分开约半个肩宽。

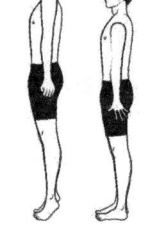

双脚后跟缓慢抬起；鼻腔吸气至脐轮位置，用意念把能量提升至上身，直至到达头部。

到达最高点时住气。然后，脚后跟快速回落，身体呈自由落体运动，同时，鼻腔快速呼气，身体下落时，身体快速回落地面形成振荡，过程类似木桩回落。

吸气和住气时，闭上双眼；呼气时，睁大双眼。

身体振荡过程中，意念身体内各种不好的信息、负能量、病气等都带下、排出、直抵地心。

如此反复21次。如果已经习惯、适应，一次可以实践50次，甚至100次。

效果：

此法可以提升自身免疫力，促进道夏平衡，尤其是促进命根气和下行气的平衡。

提醒：

刚开始习练，需要谨慎，脚后跟回落地面要从轻到重、从慢到快慢慢适应；女性经期不建议实践此法。

2．至善坐

操作：

坐在垫子上，两腿向前伸展。

弯曲左小腿，用两手抓住左脚，脚跟紧顶会阴部，左脚脚板底紧靠右大腿。

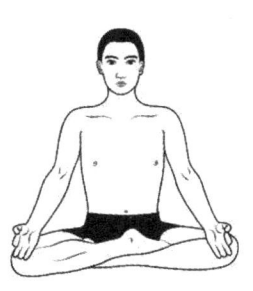

弯曲右小腿，右脚放在左脚踝上。

右脚跟靠近耻骨，脚板底放在左腿大腿和小腿之间。

背、颈和头保持挺直。

闭目内视，双目凝视鼻尖。

保持这一体位8分钟以上。

放开双脚，休息片刻。

双腿交换位置，重新做这一习练。

效果：

这一体位被视为所有体位中最好的。安神、滋养普拉那能量。

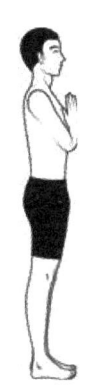

提醒：

患有坐骨神经痛者不适合习练至善坐。

3．祈祷山式

操作：

双脚两大脚趾并拢，脚趾尽可能伸展张开向前。

脚掌根基点向下，双脚跟可微微分开（也可双脚并拢）。

收紧小腿肌肉、大腿肌肉。

收紧腹部、肋骨下端，胸腔向上，打开肩膀。

脊柱向上延展，头颈部延展。

合双掌，双眼下垂，目光注视指尖，凝聚心神，排除妄念，保持自然呼吸。

保持6~9个呼吸。

效果：

有助于建立安静、平和的习练情绪。

提醒：

双手胸前合掌，看似简单，但对平稳情绪却十分有效。

4．站立侧弯（风吹树式）

操作：

直立挺身，两脚并拢，两臂放在身体两侧。

十指相交，两臂高举过头。

转动两腕，使两腕朝天。

脚尖站立，上身躯干从腰部弯曲，倾向右侧，保持3秒。

身体回中，上身躯干从腰部弯曲，倾向左侧，保持3秒。

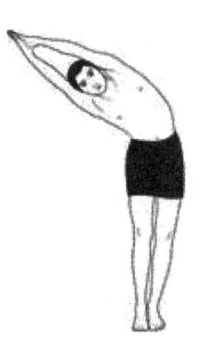

两侧交换各14~21次。

身体回中，落下脚跟，平脚站立，缓慢放下双臂。

效果：

扩胸，放松肩关节，改善形体，提升身体灵活性，提高平衡感。

提醒：

如果脚尖站立困难，可以平脚站立。

5．树式

操作：

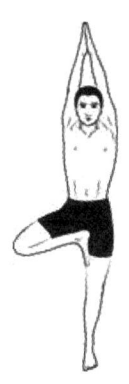

直立，两脚并拢，两手掌心朝内，双臂靠近左右大腿外侧。

右脚跟提至腹股沟和大腿上半部，右脚尖朝下，右脚抵放在左大腿上。

左腿平衡全身站立，双掌合十。

双臂伸直，高举头顶。

深呼吸，保持稳定1~3分钟。

合十双掌回落至胸前，放松双臂放至身体两侧。

落下右腿，恢复站立。

左右脚交换，重复这一体位。

建议熟练时做闭眼树式。

效果：

树式体位对皮塔体质的人也具有极好的滋补作用，同时加强腿部、背部和胸部肌肉，有助于人体的平衡性和专注力。闭眼树式的平衡效果更佳。

提醒：

高血压患者保持胸前合掌即可。同时，他们也不适合闭眼习练。

6．单腿站立平衡式

操作：

左脚站立，右脚抬起，左手无名指、小指和拇指指尖接触，其他手指自然放松伸直，自然放在脐轮位置，右手无名指、小指和拇指指尖接触，其他手指自然放松伸直，举起，与眼平，眼观前方，3~5分钟。之后，左右脚和手转换。开始右脚抬起，有困难者，可以左脚站立，右脚脚尖点地，重心在左脚。习练一段时间适应后，可以采取右脚抬起。

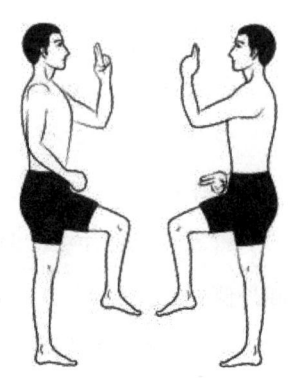

效果：

强化根轮和生殖轮，提高人体免疫力，对于疗愈手脚冰凉、肠胃问题十分有效。

7. 半月式

操作：

山式站立。右脚左转90°，从腰部开始，将躯干和头部向左扭转90°。身体前倾，右臂向下延展，五指指腹压地；右肘弯曲，右手放在右臀外侧。身体重心落在右手和右脚上，抬起左腿向后伸展，左腿绷直，与地面大致保持平行，右膝不要弯曲。

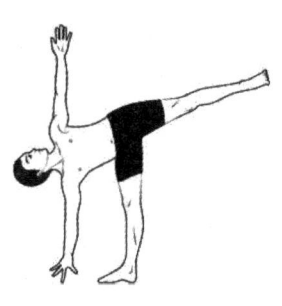

左臂向上伸展，胸部和头部朝右侧翻转，保持肩部延展向上，双手手臂呈一条直线。身体重心落在右脚和右臂，左手只是平衡的支撑点。保持这一体位几秒钟，自然呼吸。

抬起躯干，左脚回到地面，回复到山式站立。

左右交换，重复这一体位。

效果：

消除腰侧、臀部外侧及大腿外侧过多的脂肪。脊椎得到延展，增加柔韧度。也可以舒缓坐骨神经痛，改善肩膀的不良形象。同时，可以提高消化和排泄功能，消除肠胃问题。

提醒：

患有偏头痛、压力性头痛、眼疲劳、静脉曲张、腹泻或者失眠者，不适合习练这个体位。

8．站立蹲式

操作：

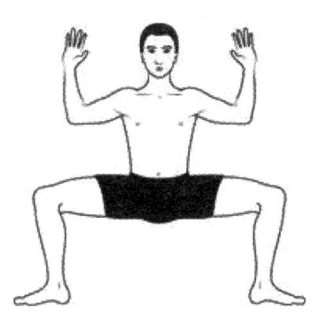

站立，自然呼吸3次。

左右脚分开，下蹲。

大腿和地面平行。

两手上举胸前，左右分开。

上臂和大腿平行，下臂和地面垂直。

手掌打开、向前，眼睛平视，放松。

自然呼吸7~12次。

放松手臂，回到自然状态。

收回右脚，收回左脚，自然放松。

效果：

强化腿部力量，消除腿部多余脂肪，有助于加强根轮。

提醒：

这个体位看似非常简单，但对腿部肌肉要求较高，需要慢慢提高腿部力量。

9．战士二式

操作：

站立，深呼吸，双脚大幅度分开。

两臂向两侧平举，与地面平行。

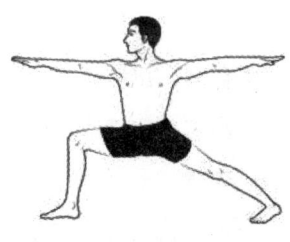

左膝挺直，右脚向右转90°，左脚则向右转20°左右。

屈右膝，大腿和地面平行，小腿和地面以及大腿成直角。

双手带着意念向两侧尽可能延展。

头右转，双眼注视指尖。

深呼吸，感知腿部肌肉，保持5~9个呼吸。

吸气，回到站立。

左右腿交换，重复这一体位。

效果：

有助于强化根轮、脐轮。促进小腿肌肉柔韧。

提醒：

高血压患者慎做，如果做，可以不做高举合掌的动作，而强调下身的体位。

10．三角伸展式

操作：

直立，两腿伸直，两脚大幅度分开，脚尖稍微朝外。

两臂朝两侧平伸，与地面平行。

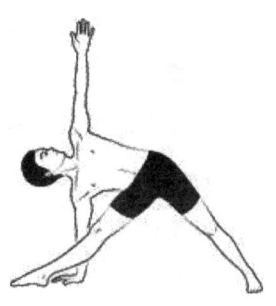

呼气，慢慢向左侧弯腰，保持两臂和躯干成90°角，左手掌撑地。

保持体位10~30秒钟，自然呼吸。

吸气，起身，两臂缓慢恢复向两侧平伸，回至与地面平行。

左右交换，重复这一体位。如此左右各做3~6次。

效果：

增加身体柔软度、灵活性，具有回春之功效。

11．双角式

操作：

直立挺身，双脚微微分开，双手放在身体两侧。

吸气，两手臂放在下背部，十指相交。

呼气，上身自腰起前屈，尽量把双臂向头的上方和后方延展。

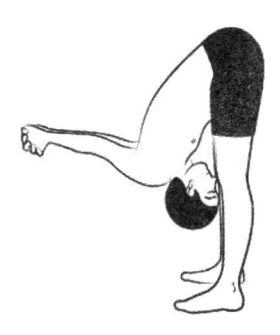

一边保持这个体位，一边垂下头，头要放松。

保持这一体位20~30秒。

回复到基本站立式。

重复做3~5次。

效果：

灵活肩关节、腿后肌群和双腿内侧；消除椎间盘的压力；释放上背和肩膀的紧张；增加脑部血液循环。

提醒：

高血压患者谨慎修习这一体式。

12．眼镜蛇式

操作：

俯卧在瑜伽垫上，双腿并拢，脚背绷直平贴地面，双手自然放在身体两侧。

将双手收回,放在胸部两侧,掌心向下,手掌张开压实地面,下颌贴在垫子上。

吸气,同时上身缓慢抬起,双臂伸直,上身抬到接近垂直地面的程度,随着上身的抬起头也缓慢上抬,脖颈拉长,眼睛向上看,双肩下沉。在此位置上保持3~5个呼吸。

呼气,同时缓慢弯曲手臂,依次下落腰部、胸部、颈部,缓慢着地,成之前的俯卧体位。

重复3~5次。

效果:

缓解背部疼痛、僵硬,促进血液循环,强化脊柱神经和血管,调节内分泌系统。

提醒:

动作不要强迫,以适度为宜,不能做得过猛。患甲状腺功能亢进者、胃溃疡和有疝气的人不适合习练这一体位。高血压患者需要特别谨慎。

13. 船式

操作:

仰卧,双腿伸直,双臂放在身体两侧,掌心朝下。

吸气,同时抬起头部、上身躯干、双腿和双臂。

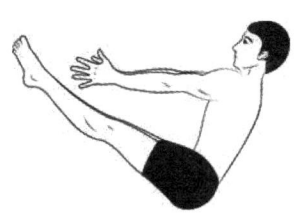

脚趾和头部离开地面30厘米以上。

双臂向前伸直,与地面平行。

住气，尽可能长时间地保持这一体位。

缓慢呼气，双腿和躯干同时自然回到地面，放松全身。

这一体位可以做3~7次。

效果：

强健腹部器官和肌肉，缓解压力，有益于前列腺；也可缓解腹部胀气，消除腰部脂肪，增强肾脏功能。

提醒：

背部有问题的习练者要注意咨询医生以及阿育吠陀瑜伽老师，谨慎习练这一体位。

14．弓式

操作：

俯卧，双臂靠体侧平放，掌心向上。

腿和脚并拢。

屈膝，双小腿尽量后收贴近臀部。

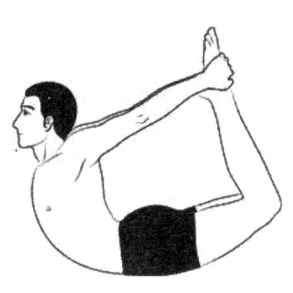

双手后伸，分别抓住双脚踝。

深吸气，用劲抬起躯干，背部形成凹状，头向后抬。

同时，双手把双腿往后拉，双膝离开地面。

保持这一体位3~5个呼吸。

然后，缓慢下落上身，身体回落地面。

放开双脚，双腿回落地面。

头转到身体一侧，脸颊贴到地面，全身放松。

同样的体位，做2~5次。

效果：

紧缩大腿肌肉，美化臀部线条，预防臀部下垂，强化大腿力量，并消除背部赘肉。对于肾上腺、甲状腺、脑下垂体及性腺都有很好的作用。对于关节、脊柱、肺部、胸部和腹部疾病,也有疗效。缓解胃病,增强消化功能。对于缓解月经不调也有良好效果。

提醒:

甲状腺功能亢进、胃溃疡和有疝气的人不适合习练这一体位。高血压患者需要特别谨慎。

15. 婴儿式

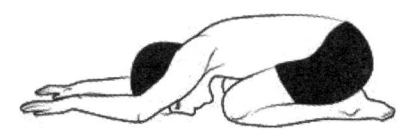

操作:

跪坐,臀部坐在脚跟上,双脚合拢,脚底朝上。

头、颈、身呈一条线。

臀部放松,呼吸均匀。

呼气,收缩腹部,上身缓慢弯曲,腹部贴近大腿,胸部也贴近大腿,最后头部缓慢下落。自然呼吸7~14次。

效果:

这一体位可以是瑜伽习练前的热身体位,也可以是瑜伽习练后的休息体位。该体位可以让精神和身体得到充分的放松,消除疲劳感,增强集中注意力,还可以帮助习练者缓解脊柱和背部压力,按摩胯部、大腿、脚踝、腹部内脏。

提醒:

注意:妊娠30周以后不能习练这个体位!

16. 坐角前屈式

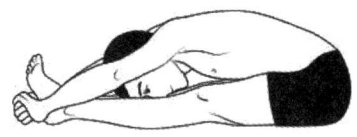

操作：

坐在瑜伽垫子上，双腿前伸，尽量开阔地张开两腿。

同时在整个习练中保持两腿伸直，大腿背面和小腿的腿肚子贴近地面。

双手拇指和食指分别抓住双脚大脚趾。

延展脊柱，打开肋骨、挺起。

双眼上视，深呼吸，停留3~7个呼吸。

呼气，身体前屈（如果身体韧性足够好，则可把前额放在垫子上）。

然后，双手放手，抓住脚踝，并尝试把胸部落在地面上。

保持正常呼吸3~7个。

吸气，双手手掌按住地面，胸部离开地面。

两个呼吸后，双手抓住左脚，呼气，下巴落在左边膝盖上。

吸气，抬起上身躯干；双手抓住右脚，呼气，下巴落在右边膝盖上。

吸气，抬起上身躯干，回到初始体位。

效果：

促进骨盆区域血液循环，减少坐骨神经痛。调理月经，刺激和赋能卵巢。

17. 半脊柱扭转式

操作：

身体挺直坐着，两腿前伸。

弯曲右腿，右脚放在左大腿根部。

呼气，上身躯干转向左边，左臂尽量收向背部。

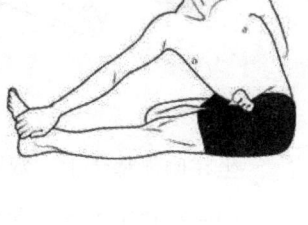

右手前伸，抓住左脚，左脚同时回勾配合。保持左脚伸直状态。

头转向右方，两眼注视右肩之外。

自然呼吸，保持3~7个呼吸。

放开左脚，回到开始的体位状态。

左右脚交换，重复做上述动作。

效果：

这一体位可以使得脊柱富有柔韧性，防止背痛，强化腰部，消除髋部关节疼痛。同时，颈部肌肉得到延展和强化，肩膀得到强化。促进消化功能，还可防止前列腺增生、膀胱肥大。

18. 桥式

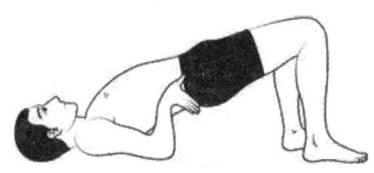

操作：

仰卧、双手掌心向下置于身体两侧，双腿弯曲回收，双腿分开与髋同宽，脚心贴地。

屈膝，双脚脚跟回收紧贴大腿后侧。

双手放在两边，掌心平贴地面，指尖朝向脚的方向。

深呼吸，拱起背部，让髋和腹向上升起。

头部朝向地面，双手和双腿用力向下按。

自然呼吸，保持3~7个呼吸。

弯曲双肘，慢慢把头放到地面，然后把背部放到地面。

双臂和双腿回到原来的体位状态。

这个过程重复2~5次。

效果：

延展胸部、颈部和脊椎。刺激腹部器官、肺和甲状腺。恢复腿部活力，提高消化力。缓解月经不调、更年期症状。减轻焦虑、疲劳、背痛、头痛和失眠。

19．靠墙倒箭式

操作：

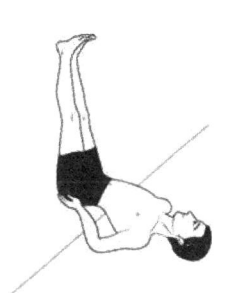

将脚朝墙上上抬。

身体结构对称，保持脊柱不要歪向一边。

双肩和颈部后脑落地（如有难度，可以在下方垫上毯子）。

高血压患者、面部血管压力大的习练者可屈腿，或者双腿搭在椅子上。

冬季习练时，建议穿上厚袜子，保暖。

初学者建议停留3~5分钟，慢慢可以增加到5~15分钟。

体位结束时不宜马上起身，可退到右侧卧，使全身血液循环回到正常模式。

效果：

缓解大腿、双脚水肿和疲劳。促进肝解毒、肾排毒。保护心脏、稳定血压。保护脊椎、防止关节退化。舒缓神经系统，促进睡眠。促进降低血脂、稳定血糖。此体位非常适合低血压、每天长时间坐着的习练者。

提醒：

腰部僵硬的习练者要谨慎。最好预备一个大枕头垫在腰部作缓冲。

20．肩倒立式

操作：

仰卧，两手置于体侧。

慢慢抬起双腿直到垂直于地面。

抬起上身躯干，双肘稳靠地面，双手放在双髋处以支撑身体、保持稳定。

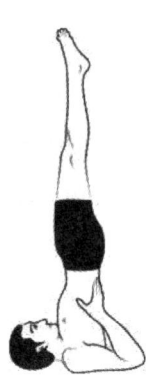

保持这一体位，自然呼吸，保持5~9个呼吸。

缓慢放低两脚，稍微高于头顶，双掌放回地面，轻轻把身体躯干放下，回到躺着的状态。恢复到常态。

效果：

缓解大腿、双脚的水肿和疲劳。促进肝解毒、肾排毒。保护心脏、稳定血压。保护脊椎、防止关节退化。舒缓神经系统，促进睡眠。降低血脂、稳定血糖。活化大脑，促进思维。促进血液进入双眼、头皮、面部循环，促进人的活力。此体位非常适合低血压、每天长时间坐着的人习练。

提醒：

背部、颈部有问题的，一般不能习练，高血压患者也不适合习练。

21．仰卧手抓大脚趾式

操作：

平躺于地面，双脚并拢，双膝收紧，自然呼吸。

吸气，右膝向胸部弯曲，右手大拇指、食指及中指勾住右脚大脚趾。右腿小腿后侧肌肉向上延展（如果有难度，如图所示，可以采用瑜伽带辅助）。

向前伸展右腿使之与地面垂直。如可能，将其向头部方向牵拉。

保持这一体位2~3个自然呼吸。

交换左右腿，重复这一体位。

效果：

强化大腿力量。调理咳嗽、二便不调、月经不调、阳痿、遗精等。舒缓颈项痛、胸背痛以及腰腿痛。

22．仰卧扭转式

操作：

仰卧，两腿伸直，自然呼吸。

屈膝收腿，双腿尽量收近胸部。

两手摊开。

保持两手贴地，身体左向扭转。做3~5个呼吸。

然后，将身体右向扭转。做3~5个呼吸。

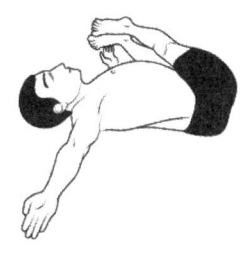

效果：

这一体位对于背部、肩膀具有良好的疗愈效果，同时增强血液循环和滋养，调理腹部脏器。

提醒：

背痛、腹部手术者不可以习练这一体位。

23．脐锁（收腹收束法）

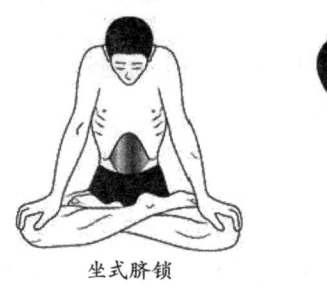
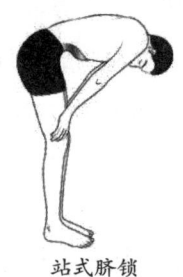

坐式脐锁　　　　　　　站式脐锁

操作：

莲花坐或至善坐，在垫子上坐稳（也可坐在凳子上）。

放松，双眼闭合，内视。自然呼吸。

深吸气，然后呼气，把气呼尽，住气。

住气的同时，将腹部肌肉向内、向上收缩。

尽量保持这一体位。

然后，放松腹部肌肉。

接着，吸气。

休息片刻，继续习练3~7次。

效果：

预防便秘。按摩腹腔内各器官，促进消化，增加食欲。改善上行气，唤醒昆达里尼能量。

提醒：

孕妇、心脏病患者、胃溃疡病人不适合做脐锁。饭后不适合习练这一体位。

24．摊尸式

操作：

躺在垫子上，头朝南北向或西北向。

双臂放在身体两侧，掌心朝上。

两脚自然放落在地面上。脚后跟可以垫上东西，抬高一些。

闭上双眼，放松全身。平静自然呼吸。

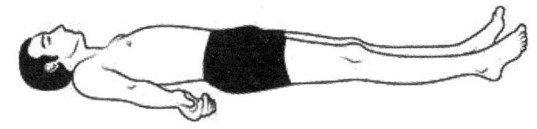

呼吸时可做Soham呼吸法。

如果是有教练或导师带领的，则顺从带领的口令，心意随口令走。

持续时间10~15分钟。

效果：

这是一种特别好的放松功法，配合呼吸，可以疗愈紧张、神经衰弱、失眠。同时，对于恢复体力，平衡交感神经和副交感神经十分有益。

卡法体质的体位序列

卡法体质的瑜伽体位习练，首先要确保热身，要努力、有决心、有速度地习练体位。身体层面，要保持身体轻盈和运动、暖和、干燥；呼吸层面，要重视能量向上运动、循环，如必要，可采取快速、深度的呼吸。

开始之前，可以根据实际情况让学员先做预备体位进行暖身。这些体位简单易行，实践中可多可少，但应该相对完整，最后要辅以日常化的曼陀罗结束。下面我们提供最基本的体位以及曼陀罗以供卡法体质习练者选用。

旋脚趾（顺逆时针各9次），旋脚踝（顺逆时针各9次），旋膝盖（顺逆时针各9次），旋髋（顺逆时针各9次），旋腰（顺逆时针各9次），旋脖子（顺逆时针各9次），旋肩（顺逆时针各9次），伸腿（9次），屈肘（9次），伸臂扩胸（9次），握拳（吸气握紧拳头、呼气放松，9次），甩手（36次），摇滚式（9次），揉腹（顺逆时针各9次），动态蝴蝶式（上下运动9次），晃海（顺逆时针各36次），转眼珠（顺逆时针各9次），瞪眼（配合呼吸9次），叩齿（9次），拉耳廓（9次），捏耳垂（9次），敲天鼓（36次），揉鼻子（顺逆时针各9次），搓脸（9次），手梳头（9次），拍打全身（9遍，尤其拍打大腿外内侧、屁股、腰部、大椎穴，可以借用器械），脚蹬地（9次），发唵（Om）音（9遍），发疗愈曼陀罗音（9遍）。

1. 木桩式

操作：

静心，保持平和安静。

身体呈立正站姿，双脚分开约半个肩宽。

双脚后跟缓慢抬起；鼻腔吸气至脐轮位置，用意念把能量提升至上身，直至到达头部。

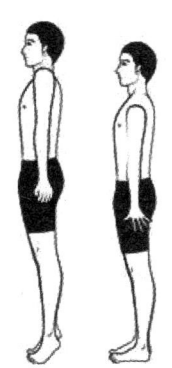

到达最高点时住气。然后，脚后跟快速回落，身体呈自由落体运动，同时，鼻腔快速呼气，身体下落时，身体快速回落地面形成振荡，过程类似木桩回落。

吸气和住气时，闭上双眼；呼气时，睁大双眼。

身体振荡过程中，意念身体内各种不好的信息、负能量、病气等都带下、排出、直抵地心。

如此反复21次。如果已经习惯，适应，一次可以实践50次，甚至100次。

效果：

此法可以提升自身免疫力，促进道夏平衡，尤其是促进命根气和下行气的平衡。

提醒：

刚开始习练，需要谨慎，脚后跟回落地面要从轻到重、从慢到快慢慢适应；女性经期不建议实践此法。

2．至善坐

操作：

坐在垫子上，两腿向前伸展。

弯曲左小腿，用两手抓住左脚，脚跟紧顶会阴部，左脚脚板底紧靠右大腿。

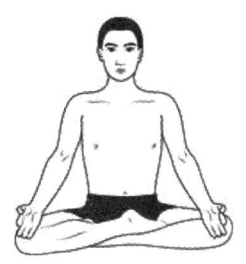

弯曲右小腿,右脚放在左脚踝上。

右脚跟靠近耻骨,脚板底放在左腿大腿和小腿之间。

背、颈和头保持挺直。

闭目内视,双目凝视鼻尖。

保持这一体位8分钟以上。

放开双脚,休息片刻。

双腿交换位置,重新做这一练习。

效果:

这一体位被视为所有体位中最好的。安神、滋养普拉那能量。

提醒:

患有坐骨神经痛者不适合习练至善坐。

3. 手向上山式

操作:

双脚并拢站立,大脚趾相触。为了感觉舒服,双脚也可稍微分开,但双脚要保持平行。身体重量均匀分布在双脚上,双脚轻轻压实地面,感觉双脚脚底向下延展。

双腿向上延展,膝盖向前。

内收腹肌,尾骨稍向前送,塌后腰。

借着腰部的延伸和肋骨的上提拉长脊柱。双臂、双手轻柔地向上延伸,意念中双手直抵云霄。

下巴稍低,后颈部放松。眼神柔和,面部松弛。挺拔站着。

做3~7个深呼吸。回到原位。

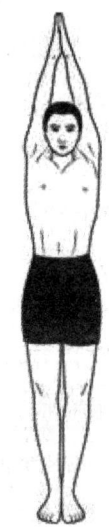

效果：

臀腿部肌肉富有弹性，增强脚部力量，训练形体，强化呼吸，带来轻盈均衡的感受。

提醒：

有坐骨神经痛或骶骨有问题的人需谨慎习练。

4．单腿站立平衡式

操作：

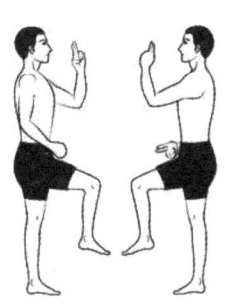

左脚站立，右脚抬起，左手无名指、小指和拇指指尖接触，其他手指自然放松伸直，自然放在脐轮位置，右手无名指、小指和拇指指尖接触，其他手指自然放松伸直，举起，与眼平，眼观前方，3~5分钟。之后，左右脚和手转换。开始右脚抬起有困难者，可以左脚站立，右脚脚尖点地，重心在左脚。习练一段时间适应后，可以采取右脚抬起。

效果：

强化根轮和生殖轮，提高人体免疫力，对于疗愈手脚冰凉、肠胃问题十分有效。

5．站立前屈

操作：

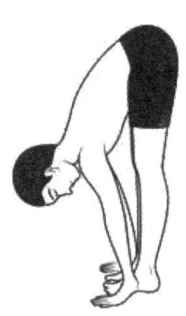

站立。

两膝伸直，呼气，身体前屈下弯，两手手指碰触双脚边地面，努力让掌心贴近地面。

抬头，延展脊柱，保持2~5个呼吸。

呼气，腿可稍弯曲，头向下靠近双膝小腿。

深呼吸，保持3~7个呼吸。

吸气，双掌贴地面，抬头。

深呼吸，保持2~3次；吸气，缓慢起身回到站立位。

效果：

增强人体弹性，延展、滋养脊柱，有助于增强肾、肝脏和脾胃功能。

提醒：

前屈到位对很多人来说比较有难度，对于初习者不要过分要求到位。心脏或血压有问题的习练者前屈幅度要小。

6．战士一式

操作：

站立，两脚并拢，两臂置于身体两侧。

双手合十，高举过头，努力向上延展。

吸气，两腿前后分开。

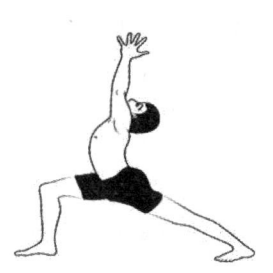

呼气，右脚和上身躯体右旋90°，左脚向右方稍微转动。

屈右膝，右大腿和地面保持平行，小腿和地面以及大腿成直角。

左腿后伸，膝部拉直。

头上仰，双眼注视合十的双掌，延展脊柱。

保持这一体位，平稳地做6~9个呼吸。

回到站立。

左右腿交换，重复这一体位。

效果：

滋养和强化踝、膝盖、髋、肩膀，放松颈部和下背部，释放紧张，扩展胸，有助于肺，也有利于培养全身平衡力和注意力。

提醒：

这一体位看似非常简单，其实难度不小。高血压患者慎做，如果要做这一体位，则可以不做高举合十的动作，而强调下身的体位。

7. 战士二式

操作：

站立，深呼吸，双脚大幅度分开。

两臂向两侧平举，与地面平行。

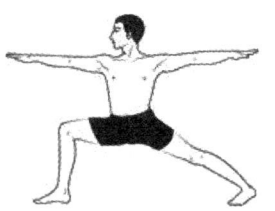

左膝挺直，右脚向右转90°，左脚则向右转20°左右。

屈右膝，大腿和地面平行，小腿和地面以及大腿成直角。

双手带着意念向两侧尽可能延展。

头右转，双眼注视指尖。

深呼吸，感知腿部肌肉，保持5~9个呼吸。

吸气，回到站立。

左右腿交换，重复这一体位。

效果：

有助于强化根轮、脐轮。促进小腿肌肉柔韧。

提醒：

高血压患者慎做，如果做，可以不做高举合掌的动作，而强调下身的体位。

8. 三角伸展式

操作:

直立,两腿伸直,两脚大幅度分开,脚尖稍微朝外。

两臂朝两侧平伸,与地面平行。

呼气,慢慢向左侧弯腰,保持两臂和躯干成90°角,左手掌撑地。

保持体位10~30秒钟,自然呼吸。

吸气,起身,两臂缓慢恢复向两侧平伸,回至与地面平行。

左右交换,重复这一体位。如此左右各做3~6次。

效果:

增加身体柔软度、灵活性,具有回春之功效。

9. 半月式

操作:

山式站立。右脚左转90°,从腰部开始,将躯干和头部向左扭转90°。身体前倾,右臂向下延展,五指指腹压地;右肘弯曲,右手放在右臀外侧。身体重心落在右手和右脚上,抬起左腿向后伸展,左腿绷直,与地面大致保持平行,右膝不要弯曲。

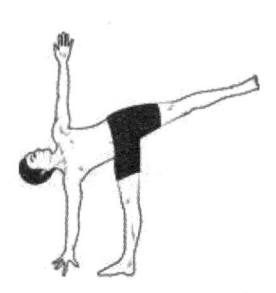

左臂向上伸展,胸部和头部朝右侧翻转,保持肩部延展向上,双手手臂呈一条直线。身体重心落在右脚和右臀,左手只是平衡的支撑点。保持这一体位几秒钟,自然呼吸。

抬起躯干,左脚回到地面,回复到山式站立。

左右交换,重复这一体位。

效果:

消除腰侧、臀部外侧及大腿外侧过多的脂肪。脊椎得到延展,增加柔韧度。也可以舒缓坐骨神经痛,改善肩膀的不良形象。同时,可以提高消化和排泄功能,消除肠胃问题。

提醒:

患有偏头痛、压力性头痛、眼疲劳、静脉曲张、腹泻或者失眠者,不适合练习这个体位。

10. 战士三式

操作:

站立,双掌合十,高举过顶,努力向上延展。

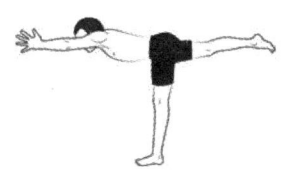

吸气,两脚大幅度分开。

呼气,右脚和上身躯体向右方转90°,左脚向右方稍微转动。

屈右膝,让大腿和地面平行,小腿和地面以及大腿成直角。

左腿后伸,膝部拉直。

头朝上方仰,双眼注视合十的双掌,延展脊柱。

保持稳定,平稳地做2个呼吸。

呼气,将上身躯干向前倾,直到胸部靠近右大腿上。

双臂伸直,双掌合十。

缓慢呼气,上身稍微向前倾斜,同时伸直右腿,左腿也伸直。

右腿完全伸直,左腿与地面平行,身体成T字状。

保持这一体位3~5个呼吸。

呼气,回到战士第一式。

左右交换，重复这一体位。

效果：

促进双腿强健、身体平衡、内心平静，提高脊柱弹性和身体匀称性。有助于强化根轮、生殖轮和肚轮。

提醒：

战士三式难度比较大，不可急于求成。在习练中要注意保持平衡不要摔倒。

11．上犬式

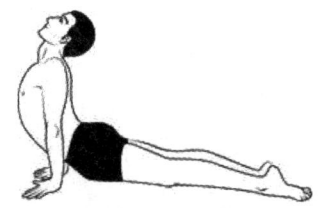

操作：

双腿向后伸展脚趾直指向后。

吸气，双手平稳用力推地。再一次吸气，完全伸展手臂；同时，抬身，收紧双腿肌肉，使两腿伸直，两膝离地。

挤压尾骨向前，使耻骨向肚脐靠近。身体重量放在脚趾和手掌上。

稳固两肩，肩胛骨内收。

保持3~6个自然呼吸。

然后放下身体回到地面。

效果：

改善形体、强健脊椎、手臂、手腕，延展胸部和肺部、肩膀以及腹部，紧实臀部，刺激腹部器官，有助于缓解轻度忧郁、疲劳和坐骨神经痛。这一体位恢复脊椎活力，尤其推荐给那些苦于背部僵直的习练者。也有助于骨盆区域的血液循环。

提醒：

背部损伤者、怀孕者不要习练这一体位。

12．下犬式

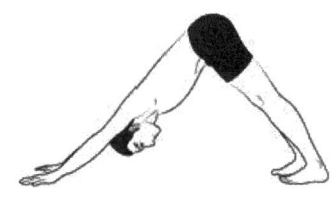

操作：

可从婴儿式进入这一体位。

手臂向前伸直，与肩膀同宽。中指或食指正对前方，双手平行。

脚分开和盆骨同宽，脚掌踩实地面，蹬直腿。

吸气，保持双手双脚的对称位置；呼气，骨盆和躯干抬起，进入下犬式。

尽量撑开五指，均匀垂直向下用力。整个手掌下压，每个指关节根部尤其是拇指和食指的根部紧贴地面，手腕内侧及前臂向地面旋转。

肘部伸直、锁住，手臂肌肉收紧。双侧肘部内侧"肘眼"互相对视。

扩展胸部和上背部。

踮脚抬起脚跟，伸直双腿，坐骨和尾骨尽量上抬。

头部下垂放松，颈椎延展到颅骨根部，头自然触地。

感知受到拉伸和延展的肌肉和身体部位，努力伸直双腿。

均匀深长地呼吸。保持5~10个呼吸。

做这一体位，可选择使用瑜伽砖支撑头部或脚跟。

效果：

锻炼手臂和腿部的韧带、腰背的肌肉，强化后背力量，改善身体线条，促进脊柱能量流动。也可以改善消化系统，缓解失眠、生理期和更年期不适及下背部疼痛，增强手臂、腿部、躯干的力量，使全身充满能量。

提醒：

血压异常者或患有眩晕病症者，谨慎习练此体位。

13．头倒立预备式

操作：

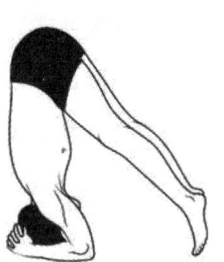

金刚坐（雷电坐），臀部压在脚跟上，双掌放在大腿上。

两手十指交叉相扣，腰部以上向前弯曲，交叉相扣的双手以及前臂前置在垫子上。

继续向前弯腰，头顶顶到垫子上，后脑勺紧靠交叉相扣的手指，臀部抬高。

保持自然呼吸5~9个，体验身体的变化。

臀部还原，头部缓慢还原，交叉相扣的双手分开。还原。

效果：

恢复精力，滋养双眼、头皮、脸部组织，可以防止脱发，缓解静脉曲张。

提醒：

患有高血压、心脏病、心悸的人不适合习练这一体位。眼压高、高度近视者也不适合习练这一体位。

14．肩倒立式

操作：

仰卧，两手置于体侧。

慢慢抬起双腿直到垂直于地面。

抬起上身躯干，双肘稳靠地面，双手放在双髋处以支撑身体、保持稳定。

保持这一体位，自然呼吸，保持5~9个呼吸。

缓慢放低两脚，稍微高于头顶，双掌放回地面，轻轻把身体躯干放下，回到躺着的状态。恢复到常态。

效果：

缓解大腿、双脚的水肿和疲劳。促进肝解毒、肾排毒。保护心脏、稳定血压。保护脊椎、防止关节退化。舒缓神经系统，促进睡眠。降低血脂、稳定血糖。活化大脑，促进思维。促进血液进入双眼、头皮、面部循环，促进人的活力。此体位非常适合低血压、每天长时间坐着的习练者。

提醒：

背部、颈部有问题的，一般不能习练，高血压患者也不适合习练。

15．弓式

操作：

俯卧，双臂靠体侧平放，掌心向上。

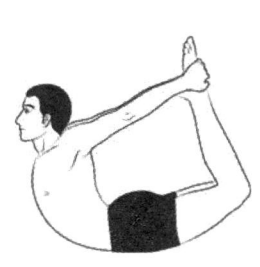

腿和脚并拢。

屈膝，双小腿尽量后收贴近臀部。

双手后伸，分别抓住双脚踝。

深吸气，用劲抬起躯干，背部形成凹状，头向后抬。

同时，双手把双腿往后拉，双膝离开地面。

保持这一体位3~5个呼吸。

然后，缓慢下落上身，身体回落地面。

放开双脚，双腿回落地面。

头转到身体一侧，脸颊贴到地面，全身放松。

同样的体位，做2~5次。

效果：

紧缩大腿肌肉，美化臀部线条，预防臀部下垂，强化大腿力量，并消除背部赘肉。对于肾上腺、甲状腺、脑下垂体及性腺都有很好的作用。对于关节、脊柱、肺部、胸部和腹部疾病，也有疗效。缓解胃病，增强消化功能。对于缓解月经不调也有良好效果。

提醒：

甲状腺功能亢进、胃溃疡和有疝气的人不适合习练这一体位。高血压患者需要特别谨慎。

16．船式

操作：

仰卧，双腿伸直，双臂放在身体两侧，掌心朝下。

吸气，同时抬起头部、上身躯干、双腿和双臂。

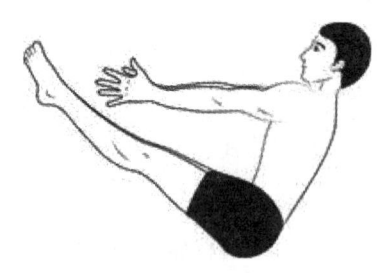

脚趾和头部离开地面30厘米以上。

双臂向前伸直，与地面平行。

住气，尽可能长时间地保持这一体位。

缓慢呼气，双腿和躯干同时自然回到地面，放松全身。

这一体位可以做3~7次。

效果：

强健腹部器官和肌肉，缓解压力，有益于前列腺；也可缓解腹部胀气，消除腰部脂肪，增强肾脏功能。

提醒：

背部有问题的习练者要注意咨询医生以及阿育吠陀瑜伽老师，谨慎习练这一体位。

17. 骆驼式

操作：

跪在垫子上，双腿、双脚微微分开。脚趾后指贴地。

吸气，双手放在两髋处，脊柱缓慢向后弯曲，伸展大腿肌肉。

呼气，双掌落下分别放在脚底上。

双腿垂直于地面，头向后仰，双掌压住双脚脚底，脊柱向大腿方向推。

颈项向后方延展，臀部肌肉收缩，延展下脊柱区域。

保持2~5个呼吸，双手缓慢收回放到臀部。恢复预备式，休息。

重复3~5次。

效果：

强化脊柱，促进血液循环，滋养全身。纠正驼背和两肩下垂之体态。

提醒：

这一体位，因为脊柱后弯幅度较大，要特别谨慎练习。在此特别提醒：习练者不要独自练习！练习这一体位时，须有合格的瑜伽教练从旁指导并看护。

18．犁式

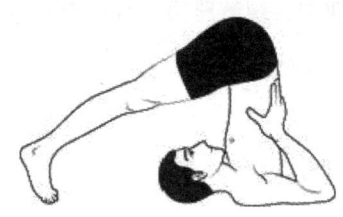

操作：

平直仰卧，双腿伸直放松，双脚并拢。双掌平放体侧，掌心向下。做3个呼吸。

吸气，双掌轻压垫子，收缩腹肌，两腿离开地面举起，让躯干上方举起。

两腿上升，躯干和地面成直角，呼气，继续将两腿向后推，两脚伸过头。

如果身体能承受，则双腿继续向后延伸、下压、触碰地面，稳定保持这一体位。保持5~9个呼吸。

然后，双手回到躯体两侧，膝部弯曲，缓慢返回，直到臀部贴到地面。

臀部接触地面后，双腿伸直，放下两腿，回到初始体位。

休息片刻，再继续做2~5次。

效果:

强化和滋养脊柱神经,消除肩膀、两肘的僵硬,消除腰围线、髋部、腿部多余的脂肪,促进血液循环,对内脏、内分泌腺体等都有助益。也有助于消除胃胀气,调理月经失调。

提醒:

年纪偏大的习练者要十分谨慎地习练这一体位。已经身患坐骨神经痛的人不适合习练。

19. 蝗虫式

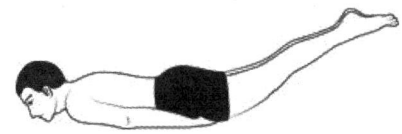

操作:

俯卧地上,两臂向后伸直。

呼气,抬头、胸膛、双腿同时上抬离开地面。(开始时,头和胸膛抬起的幅度可以小些,双腿抬起的幅度也可以小一些。双手、双臂和肋骨都应该高离地面。)

两腿保持伸直。

大腿肌肉收紧,收紧臀部。

稳定地呼吸,保持体位3~9个呼吸。

胸膛、双臂、头部以及双脚缓慢放回地面。

放松全身。

然后,继续做2~5次。

如有必要,可以做一些变体,可以降低难度。

效果：

促进消化，消除胃部疾患和肠胃胀气，也有助于增强脊柱的弹性。可消除腰部疼痛，有助于疗愈椎间盘突出、膀胱或前列腺疾病。

提醒：

此体位不适合高血压患者习练。

20．仰卧扭转式

操作：

仰卧，两腿伸直，自然呼吸。

屈膝收腿，双腿尽量收近胸部。

两手摊开。

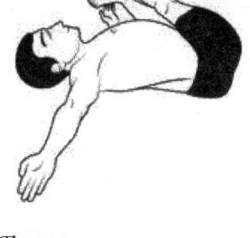

保持两手贴地，身体左向扭转。做3~5个呼吸。

然后，将身体右向扭转。做3~5个呼吸。

效果：

这一体位对于背部、肩膀具有良好的疗愈效果，同时增强血液循环和滋养、调理腹部脏器。

提醒：

背痛、腹部手术者不可以习练这一体位。

21．坐角前屈式

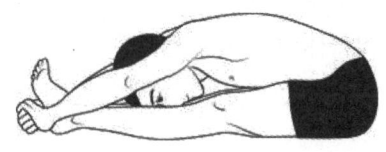

操作：

坐在瑜伽垫子上，双腿前伸，尽量开阔地张开两腿。

同时在整个习练中保持两腿伸直,大腿背面和小腿的腿肚子贴近地面。

双手拇指和食指分别抓住双脚大脚趾。

延展脊柱,打开肋骨、挺起。

双眼上视,深呼吸,停留3~7个呼吸。

呼气,身体前屈(如果身体韧性足够好,则可把前额放在垫子上)。

然后,双手放手,抓住脚踝,并尝试把胸部落在地面上。

保持正常呼吸3~7个。

吸气,双手手掌按住地面,胸部离开地面。

两个呼吸后,双手抓住左脚,呼气,下巴落在左边膝盖上。

吸气,抬起上身躯干;双手抓住右脚,呼气,下巴落在右边膝盖上。

吸气,抬起上身躯干,回到初始体位。

效果:

促进骨盆区域血液循环,减少坐骨神经痛。调理月经,刺激和赋能卵巢。

22. 狮吼一式

操作:

金刚坐(雷电坐),稳定坐好。自然呼吸。

上身微微前倾,双掌掌根分别放在双膝边。

张开十指,睁大眼睛,尽可能长地伸出舌头。

口腔呼吸。

颈部和面部肌肉,甚至更多的肌肉都因此紧张

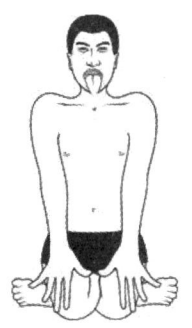

起来，形如怒吼之狮。

伸出舌头的同时，也可发出洪亮的吼声。

维持这一状态10秒左右。

收回舌头。放松肌肉，回到原来的状态。

休息片刻，继续做这一体位，可做3~5次。

效果：

防止脸上皱纹、眼角皱纹，锻炼舌头和喉咙，改善音质，强化头部各种腺体。

23．喉锁（收颔收束法）

操作：

稳坐在垫子上，可以莲花坐或至善坐，甚至也可坐在凳子上。

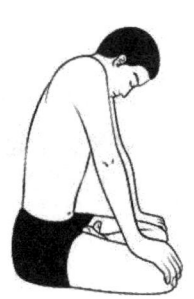

双掌分别放在双膝盖上。

放松，双眼闭合，内视。

深吸气，住气。

头向前方下弯，下巴紧紧抵扣胸骨。

两肩稍向前耸并带一点劲，两臂伸直，两肘挺直不动。

保持这一体位，直到住气有点难以持续为止。

然后，放松双臂和双肩，下巴放松，缓慢抬起头部，缓慢地呼气。

如此完成一轮完整的喉锁过程。一次可习练5~14次。

效果：

这一体式对甲状腺以及相关腺体具有改善功能。

提醒：

头部抬起和放下、处于收束体位时，一般不做呼吸。

24. 摊尸式

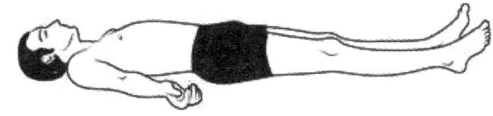

操作：

躺在垫子上，头朝南北向或西北向。

双臂放在身体两侧，掌心朝上。

两脚自然放落在地面上。脚后跟可以垫上东西，抬高一些。

闭上双眼，放松全身。平静自然呼吸。

呼吸时可做Soham呼吸法。

如果是有教练或导师带领的，则顺从带领的口令，心意随口令走。

持续时间5~10分钟。

效果：

这是一种特别好的放松功法，配合呼吸，可以疗愈紧张、神经衰弱、失眠。同时，对于恢复体力，平衡交感神经和副交感神经十分有益。

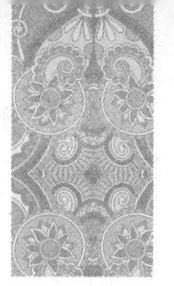

第五章

调得对：瓦塔、皮塔、卡法体质的调息术

调息在瑜伽八支中属于第四支，十分重要。它涉及人的精微身中的能量鞘。我们的很多身心问题都和人的能量状态有关。能量鞘朝外涉及人的粗身鞘，朝内涉及人的心意鞘。所以，能量鞘在瑜伽习练中是一个核心的部分。传统哈达瑜伽认为，我们习练体位之后要习练调息。阿育吠陀瑜伽高度重视能量鞘，而处理能量鞘的一个重要方面就是调息。

第一节　调息的含义

调息，prāṇāyāma，由词根prāṇa和āyāma构成。其中，prana，就是普拉那，生命力，生命能量；āyāma，就是控制、扩展、延伸。Prāṇāyāma（调息）的意思是"生命力的控制、扩展或延伸"。

Prāṇa，普拉那，是我们的生命力或生命的能量。这一生命的能量,最重要的表现形式就是我们的呼吸。或者说,呼吸是生命能量的一种载体。有人说,调息法就是呼吸控制法。事实上,尽管调息从呼吸开始,但普拉那不只是呼吸。

古代很多经典都讨论过调息法。简单说,调息就是对呼吸的自主性的控制过程。我们自然的呼吸,并不是真正的调息。调息,是要有介入的,就是要"调整的"。而调整的目的,即是有意识地扩展或延伸生命力。

调息,在我们中国传统的文化中也被称为"吐纳"。中国的"气功"一词为普通人使用的历史十分短暂,但"吐纳"一词历史非常悠久。吐纳术是非常重要的养生健身之法。《老子》和《庄子》等书中都涉及调息(吐纳)的思想和实践。可以说,中国古代对于调息(吐纳)具有非常深刻的研究和实践。

第二节 调息的类型

在《瑜伽经》中,帕坦伽利为我们提供了四种调息法:(1)停顿在外;(2)停顿在内;(3)完全停止不动;(4)专注于外部或内部对象而自动引发的停顿。

第一种调息法,就是在呼气之后停顿(住气);第二种调息法,吸气之后停顿(住气);第三种调息法,(经过努力)同时停止(吸气和呼气)。

毗耶娑说:"外部的、内部的和抑制的方式,依据地点、时间和数量观察,成为延长的和微妙的。其中,外部的是呼气后停止运动;内部的是吸气后停止运动;第三种抑制的方式是通过一次努力,同时停止这两者。如同水洒在灼热的石头上,完全收缩,同时停止这两者的行动"①。

第四种调息法比较难描述,本质上是自然发生的。帕坦伽利本人对此并没有说得十分明白。毗耶娑注释道:"第四种则是通过确定吸气和呼气的领域,逐步克服阶段性,超越这两者,然后停止运动。"②对此,萨奇南达(Sri Swami Satchidananda)似乎有很深的认识,他说:"第四种调息是自动发生的。在此,我们没有必要专注在住气上,因为,只通过专注于选定的对象或观念就会自动停止。这也称为自发式住气(kevala kumbhaka),是一种舒适的、无意识的住气。"③

吸气、呼气和住气是调息中处理的核心。《哈达瑜伽之光》要求"正确地呼气,正确地吸气,正确地住气。这样,就应该获得瑜伽成就"④。

调息法的核心是住气。《哈达瑜伽之光》提供了一个通用的经脉净化调息法。同时,它还提供了八种住气法:(1)太阳脉贯穿法;(2)乌加依住气法(喉式呼吸法,最胜住气法);(3)嘶声住气法;(4)清凉住气法(冷气住气法);(5)风箱式住气法;(6)

---

① 钵颠阇利著,黄宝生译:《瑜伽经》,北京:商务印书馆,2016年,第73页。
② 钵颠阇利著,黄宝生译:《瑜伽经》,北京:商务印书馆,2016年,第74页。
③ Sri Swami Satchidananda, *The Yoga Sutras of Patanjali* (translation and commentary), Buckingham: Integral Yoga Publications, 2012, p.152.
④ 斯瓦特玛拉摩著,G. S. 萨海、苏尼尔·夏尔马英译并注释,王志成、灵海译:《哈达瑜伽之光》(增订版),成都:四川人民出版社,2018年,第122页。

嗡声住气法（黑蜂住气法）；（7）眩晕住气法；（8）漂浮住气法，除了这些调息法，还有其他多种不同的调息法。

第三节　一种新的调息法划分方式

仔细分析可以明白，帕坦伽利的调息是为了冥想的，最终通向三摩地。在他这里，调息不是身体导向的，而是三摩地导向的。帕坦伽利谈到的四种调息法，显然都不是为了今天人们所说的"身体的目标"。

同样，我们看到《哈达瑜伽之光》相当详细而充满技巧的调息法非常富有魅力。斯瓦特玛拉摩的做法确实充分考虑到我们的身体。他认为，体位法稳固后，并且要有能力控制感官，以及达到良好的饮食习惯之后，才开始做调息法。他是沿着身体健康的道路走的。但我们要弄明白的是，他所提供的调息法，最终的目的是什么。斯瓦特玛拉摩说，是为了让能量进中脉。能量进中脉，为什么？依然是为了达到三摩地！传统的哈达瑜伽是三摩地导向的，而不只是单纯地为了身体的健康。

显然，传统的瑜伽调息是三摩地导向的。但就调息法本身来说，它可以在不同层面存在。我们并不拒绝或抵制三摩地或觉悟导向的调息法，但我们同样也要关注身体导向的调息法。我们可以把调息法区分为两大类：（1）觉悟或三摩地导向的调息法；（2）身体导向或健康导向的调息法。

身体导向或健康导向的调息法，我们称之为广义的阿育吠陀瑜伽调息法。

无论是觉悟或三摩地导向的，还是身体导向的，这两类调息法并不对立，而是彼此包含相融的。觉悟导向或三摩地导向的调息法可以带来身体的健康；而身体导向或健康导向的调息法，可以促进自我觉悟。只是它们的侧重点不同而已。

区分就是知识。通过这样的区分，我们可以重新梳理各种调息方法。根据阿育吠陀对人的体质的区分，调息法可以有更加丰富的内容。事实上，阿育吠陀瑜伽调息法方法甚多，我们介绍其中的若干种。

第四节　调息法实践的三个基本原则

调息法，形式上是控制呼吸，实质上控制普拉那。所以，必须要谨慎地进行。在众多的调息规则中，最基本的三条必须要牢记在心：

1．环境洁净原则

调息要考虑环境，不合适的环境不能调息。嘈杂、不安全的或者空气不洁的环境，就非常不适合习练调息法。同时，太冷、太热、太潮或空气流动太快的地方，也不适合调息习练。

2．适合体质原则

调息要基于体质，不同的体质应对应不同的调息法。换言之，不同的调息法，对瓦塔、皮塔和卡法体质的人，具有不同的影响和作用。如果没有充分考虑到具体的调息法和体质之间的内在关系，长期习练某种不对应习练者自身体质的调息法，则会给习练者带来伤害。

3．循序渐进原则

《哈达瑜伽之光》作者斯瓦特玛拉摩（Svatmarama）说："正如

驯服狮子、大象和老虎这样的野兽是缓慢地即逐渐地进行的一样,类似地,呼吸的练习也是如此,要缓慢或逐渐地进行。否则就可能伤害练习者自身。"①

第五节 十三种调息法

下面是十三种调息法,这些是阿育吠陀瑜伽初级阶段需要掌握的调息方法。

Soham调息法

Soham调息法是一种非常有效的促进觉悟的呼吸法。Soham的字面意思是"我就是那(梵)",或者也可以理解为"我就是那遍在的普拉那"。这个调息法,无须特别的要求,任何人都可以习练,也不限制次数。但呼吸的次数最好是7的倍数(也有9的倍数的)。具体方式参考如下:

a. 吸气。自然吸气,默念so,眼睛内视,so就如一根白色的能量带,从鼻腔直抵胸腔,和整个普拉那能量对接。

b. 呼气。无须住气。自然呼气,通过呼气扩展,默念ham,眼睛内视,ham就如一根红色的能量带,从胸腔直抵鼻腔,和整

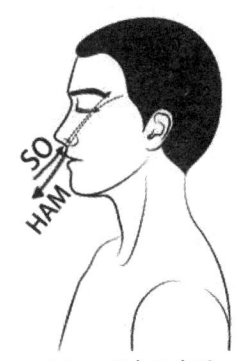

Soham调息示意图

---

① 斯瓦特玛拉摩著,G. S. 萨海、苏尼尔·夏尔马英译并注释,王志成、灵海译:《哈达瑜伽之光》(增订版),成都:四川人民出版社,2018年,第120页。

个普拉那能量对接。

这个呼吸法同时消除过多的下行气。

Om调息法

Om（唵），可以说是印度文化的象征，具有强大的力量，类似于中国的阴阳图。印度古圣把多种特别的含义都赋予了这个Om。Om被视为宇宙的创造、维系和毁灭，是最初的圣言。习练Om调息，本质上就是习练觉悟梵我合一，或者就是让自我融入无限的梵中。

具体方式如下：

a. 吸气。静默地念诵A音（发长音[a:]，或aa），注意力在脐轮，并意念想象宇宙的创造性能量（梵神是象征）普拉那进入肚脐。

b. 住气。静默地念诵U（发长音[u:]，或oo），注意力在心轮，并意念想象宇宙的维系性能量（毗湿奴是象征）普拉那进入心轮。

c. 呼气。静默地念诵M（发长音[m:]，或mm），注意力在顶轮，并意念想象宇宙的转化性能量（希瓦是象征）普拉那进入顶轮。

除了上面这种实践方式，也可以有其他一些Om呼吸法：

a. 吸气。安坐（各种坐法都可以，以自己感到舒适为前提），用鼻子延长式吸气（气抵达腹部，聚集腹部）……心里默念Om，注意力在腹部，Om在腹部压缩之状。

b. 住气。气聚集于腹部。感到Om和气合一，带着巨大的普拉那能量。住气时间根据个人实践，可长可短。随着习练时间加强，住气时间可以延长。

c. 呼气。张开小口，牙齿不碰，舌头基本平放，发出缓慢的Om声。头部就如一个发射台，Om的声音如电波向周围、世界扩展……

在呼气最后，腹肌收紧，内观脊柱，延长呼气时间。

乌加依住气法（喉式呼吸法，最胜住气法）

乌加依调息法是一种十分有效和有益的调息法。具体方法如下：

a. 安静，闭嘴。

b. 缓缓地通过双侧鼻腔吸气，同时带着声音（这是因为关闭了部分声门），感受生命气在喉咙和心脏之间的运行。

c. 住气，感受气到达头发、到达指尖。

d. 左鼻腔呼气（初期，不要在意左右鼻腔呼气）。

这一调息法的效果是：

a. 消除喉咙中的痰液，减少卡法。

b. 增加胃火。

c. 消除有关经脉的疾病。

d. 消除水肿。

e. 无论何时都可以习练（一般运动的时候不习练住气）。

提升习练乌加依调息法：在轻轻关闭部分声门的时候，发出（含意念）柔和的沙（sa）音，呼气时发出（含意念）柔和的哈（ha）音。

另外，此方法可以用于调整血压。对于低血压，方法是通过鼻腔缓慢吸气，通过嘴巴相对快而少地呼气。对于高血压，方法是通过鼻腔缓慢吸气，通过鼻腔延长呼气。

左右脉经脉净化调息法

在哈达瑜伽的所有调息法中，最基本、最重要的就是经脉净化调息法。经脉净化调息的方式其实很简单，《哈达瑜伽之光》中有详细的介绍：

a. 坐法。可以莲花坐，但这不是必须的。根据实际情况，也可采取其他各种坐法，也可站立，或坐在凳子上。如若身体不便，甚至躺着也可习练。

b. 左右鼻腔交替呼吸。左鼻腔吸气，然后住气，右鼻腔呼气。再从右鼻腔吸气，尽可能绵长，住气，再从左鼻腔缓缓呼气。如此为完整的一轮。

这一调息法，可以根据习练者自身体质的实际情况，来决定做多少轮。有时一次可以做到80轮。需要注意的是，不可强求自己一定要做到多少，在住气阶段更不可强行憋气。若无法住气，就不要住气。同时，呼气和吸气，尽可能绵长、缓慢。

c. 经脉净化调息可以在早上、中午、下午和晚上进行。但习练的地方空气必须良好。在空气污浊的地方不应该习练经脉净化调息法。

d. 在调息过程中，吸气、住气和呼气往往有一个理想的比率。据说，最理想的比率是1:4:2，也就是吸气、住气和呼气的比率是1:4:2。但每个人的情况不同，不可强求做到这样的比率。要坚持自然的原则，慢慢地、自然地去接近这个比率。

e. 在调息过程中，身体会有各种反应：第一阶段是出汗；第二阶段是脊柱会感到悸动；第三阶段是最高阶段，会有一种达到所要达到的、实现所要实现的圆满之感。

f. 在调息过程中，因为专注和调息本身的能量，一般会出汗。对于汗水，合理的做法是让汗水自然干掉。绝对不要马上洗澡，更不能洗冷水澡,也不要直接进入冷的空调房。若需补充水分,一次量也不能太大。要缓缓饮水,并且是温水。也可以用自己的汗水给自己按摩,包括按摩自己的脸部以及其他重要部位。参见《哈达瑜伽之光》(增订版)2:13。

经脉净化调息法实用、安全,无须很深的理论表达,却是所有调息法中最好的,可以把它视为调息之王。《哈达瑜伽之光》说,这一调息法事实上具备了其他各种住气法的效用,只要习练了它,也就无须习练《哈达瑜伽之光》中提到的其他各种住气法了。[①]

嗡声住气法(黑蜂住气法)

《哈达瑜伽之光》和《格兰达本集》都提供了一种可以帮助抵达三摩地的调息法,即嗡声住气法(调息法)。具体方法如下:

a. 嗡声住气法一般要在晚上实践,最好是单独一人,处于静僻之地。

b. 闭上嘴巴。双侧鼻腔大声地细长吸气,吸气时带着声音(模仿打鼾声),感受生命气运行在喉轮和心轮之间。

c. 不要住气。

d. 缓慢地呼气,发出雌黄蜂般低沉的嗡嗡声。

斯瓦米·库瓦拉雅南达(Swami Kuvalayananda)说,快速大声吸气,会产生类似雄蜂发出的嗡嗡声,而缓慢呼气则产生类似雌蜂发出的低沉的声音。通过持续习练,就容易抵达瑜伽修行者所能达到的喜乐之态。

[①] 这部分内容主要来自王志成著:《瑜伽之海》(第二版),成都:四川人民出版社,2016年,第64—66页。

清凉住气法(冷气住气法)

清凉调息法是一种非常有效的调息法。它的特点是给身体带来清凉,具有冷却的效果。但不是所有的时候都适合习练,一般在炎热的季节或感到身体过热的时候习练。具体习练方法如下:

a. 舌头卷成圆形。

b. 通过舌头用力吸气。

c. 吸气后,闭合嘴巴,不住气。

d. 然后,通过两侧鼻腔缓缓呼气。

清凉调息法的作用,如《哈达瑜伽之光》所说:"消除腺体扩张难题、与脾脏等有关的疾病,也防止发烧、胆汁失衡、饥饿、口渴,清除各种毒素"[1]。

嘶声住气法

梵文Sitkari的意思是,习练调息时发出"嘶嘶嘶"的声音。具体方法如下:

a. 安坐,全身放松,脊柱挺直,下巴微微收起,闭上眼睛,结苏磨手印。

---

[1] 斯瓦特玛拉摩著,G. S. 萨海、苏尼尔·夏尔马英译并注释,王志成、灵海译:《哈达瑜伽之光》(增订版),成都:四川人民出版社,2018年,第166页。

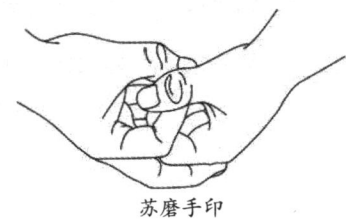

苏磨手印

b. 牙齿轻轻咬合，舌头微微抵住上下牙咬合处。

c. 张开嘴唇，吸气，让空气从牙齿中间进入口腔，发出"嘶嘶嘶"的声音。

d. 吸气结束后合上嘴唇，不住气，跟着就从鼻腔呼气。

e. 重复做5~10次为一轮，休息片刻，一般做3轮即可。

此修法据说特别适合女性，并可"不受饥饿、口渴、怠惰和睡眠的困扰，也绝不会无精打采"[①]。

月亮脉贯穿法

基本方法如下：

a.采取适合自己的舒适坐法，内心充满喜乐地坐好。

b.左鼻腔缓慢吸气。

c.住气，感受气到达头发、到达指尖。

d.缓慢地用右鼻腔呼气。

这一修法可以产生清凉的效果。

---

① 斯瓦特玛拉摩著，G. S. 萨海、苏尼尔·夏尔马英译并注释，王志成、灵海译：《哈达瑜伽之光》（增订版），成都：四川人民出版社，2018年，第165页。

因为是左鼻腔吸气，右鼻腔呼气，所以会带来清凉的效果。在夏天习练更合适。但对于皮塔体质的人，即便在其他时间习练同样也很有益处。

圣光调息法

Kapālabhāti一词由Kapāla和Bhāti构成。Kapāla意即头颅，Bhāti意为发光。Kapālabhāti就是让头颅发光的习练方式。圣光调息法是六种净化法之一。《哈达瑜伽之光》的解释很简洁："模仿铁匠风箱的声音，努力呼气和吸气。这就是著名的头颅清明法。它消除黏液失衡引起的疾病。"①

我们可以将这一调息法解释得更具体一些：（1）选择一个自己感到舒适的坐法，放松，结苏磨手印；（2）通过双侧鼻孔轻柔地吸气，快速而有力地呼气，腹部有节奏地配合扩张与收缩。

警告：禁止患有高血压、心脏病、中风、癫痫、脑瘤、头晕、消化系统疾病以及有严重眼、耳疾病的人尝试这一调息法。呼吸系统患有疾患的人，如患哮喘、慢性支气管炎、肺结核等，建议在专家的指导下进行练习。生理期或孕期女性不宜练习。

风箱式住气法

梵文Bhastrikā的意思是风箱，这个调息法的特点就是像铁匠拉风箱一样，连续快速地呼吸。风箱式调息法增加体内空气的流动，增添

---

① 斯瓦特玛拉摩著，G. S. 萨海、苏尼尔·夏尔马英译并注释，王志成、灵海译：《哈达瑜伽之光》（增订版），成都：四川人民出版社，2018年，第141—142页。

胃火。具体修法如下：

a. 选择一种适合自己的体位（《哈达瑜伽之光》推荐了莲花坐），保持头部和背部直立，结苏磨手印，闭上眼睛，放松全身。

b. 用左右鼻腔慢慢做3~5次深呼吸。

c. 双侧鼻腔快速有力地吸气，接着再用同样的力气呼气，有节奏地重复若干次这样的呼吸（根据个人的体质以及实践的能力，每次可以从10次呼吸做到30次呼吸，甚至更多些。但切忌勉强自己，要以自己身体的感受为基本依据）。

d. 如果感到疲劳，可以用右鼻腔吸气（如果是这样，就不结手印）。

e. 深吸一口气之后住气，直到不能再住气时，用鼻腔慢慢呼气。

f. 此为一个回合，重复5个左右回合。

此调息法的意义在于：

a. 增加普拉那能量供应，净化血液。

b. 增强消化器官功能。

c. 清除黏液，有助于鼻窦炎、哮喘等疾病的治愈。

d. 强化肺功能。

e. 净化中脉。"此法立即唤醒昆达里尼，使得气息产生快乐，给予幸福，消除累积在中脉入口处的痰等障碍。"[1]

警告：禁止患有高血压、心脏病、中风、癫痫、脑瘤、头晕、消

---

[1] 斯瓦特玛拉摩著，G. S. 萨海、苏尼尔·夏尔马英译并注释，王志成、灵海译：《哈达瑜伽之光》（增订版），成都：四川人民出版社，2018年，第170页。

化系统疾病以及有严重眼、耳疾病的人尝试这个调息法。呼吸系统患有疾患的人，如患有哮喘、慢性支气管炎、肺结核等，建议在专家的指导下进行练习。生理期或孕期女性不宜练习。

太阳脉贯穿法

这一调息法是最为优秀的调息法之一。基本方法如下：

a. 采取适合自己的舒适坐法，内心充满喜乐地坐好。

b. 右鼻腔缓慢吸气。

c. 住气，感受气到达头发、指尖。

d. 缓慢地用左鼻腔呼气。

这一修法的效果，《哈达瑜伽之光》说，可以净化额窦；消除因气息失调引发的疾病和蠕虫病。

因为是右鼻腔吸气，左鼻腔呼气，所以具有增加热能的效果。在冬天习练更合适。但对于瓦塔体质和卡法体质的人，即便在其他时间习练同样也很有益处。

卵巢调息法——女性黄金回春术

卵巢调息法是特别针对女性的。此法可以帮助女性焕发青春，对于改善痛经、闭经、月经失调、性冷淡、更年期综合征、黄褐斑、不孕不育、肠胃消化具有良好的效果。可以毫不夸张地说，此法是女性黄金回春术之一。

我们这里提供一个简化的方法。

a. 站桩姿势，结苏磨手印，做7个深呼吸。

b. 搓手掌，至手掌发热，手掌贴近左右卵巢位置，但手掌无须碰到皮肤，而是隔开一点距离。细细感受手心的温度。

　　c．接纳卵巢，和卵巢沟通，包容卵巢，视之为自己心爱的小宝宝。

　　d．手心一直贴近左右卵巢位置，持续时间大约2分钟。

　　e．配合卵巢一呼一吸——吸气时，观想卵巢变大；呼气时，观想卵巢变小。不住气。如此观想式调息21次。

　　f．手掌放在卵巢位置，守护卵巢7个呼吸。

　　g．吸气，同时双手圆弧上举头顶，两掌相对，用意念将两掌和卵巢相连。

　　h．住气，观想手掌和卵巢之间有一股能量，从上而下，从下而上有交换。

　　i．呼气，两手掌慢慢下来，放在两个卵巢位置。

　　j．重复做从g到i的内容，共7遍或21遍。

　　k．结束调息，双手合十，感恩自己的卵巢。

苏磨漂浮住气法

　　《哈达瑜伽之光》中谈到一个漂浮住气法："将气息大量地吸进腹部并充满腹部。"（2.70）经过反复实践之后，我们觉得这一住气法十分重要，并具有重要的养生疗愈效果。我们稍加修改，使之系统化，并把它纳入阿育吠陀瑜伽的实践之中，取个新名叫苏磨漂浮住气法，希望借此弘扬这一被相对忽视的哈达瑜伽住气法。

　　基本操作步骤如下：

　　a．可以躺着、坐着或站着修习，根据自己的实际情况来实践。

　　b．吸一口气，以意带气到腹部，但不需要太多的气，一般可以占60~70%。

c. 这口气完全下去之后，做短暂的住气，再继续从鼻腔慢慢吸气，让腹部继续充满。

d. 住气——住气时间开始不要长，随着习练，住气时间自然会延长。

e. 感受气在全身扩张、弥散，感觉自己就如漂浮在水上的大瓶子，充满了普拉那能量。

f. 通过鼻腔慢慢呼气。

此修法可以有效地提高我们的活力，不少身体问题，如四肢乏力，通过这一修法很快可以得到缓解和疗愈。另外，这一住气法也是一种特别的催眠住气法。此修法适合各种体质的人习练。

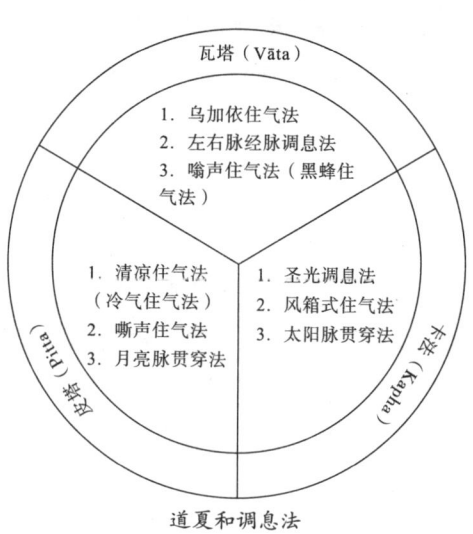

根据阿育吠陀瑜伽，Soham 调息法、Om 调息法以及苏磨漂浮住气法其实适用于各种体质。卵巢调息法是针对女性的，适合各种体质者习练。这四种调息法都没有放到上图"道夏和调息法"之中。

就直接对应于体质而言，乌加依住气法、左右脉经脉净化调息法和嗡声住气法特别适合瓦塔体质，清凉住气法、嘶声住气法和月亮脉贯穿法特别适合皮塔体质，圣光调息法、风箱式住气法和太阳脉贯穿法特别适合卡法体质。同时，要注意的是，基于不同的气候、不同的环境以及习练者不同的身体状态，调息方式也是可以调整的，例如瓦塔体质的人不等于说不可以做适合皮塔和卡法体质的调息法，而是根据实际情况来调息。

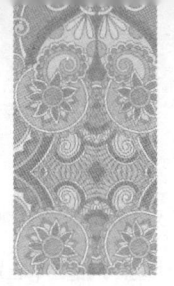

第六章

想得对：瓦塔、皮塔、卡法体质的冥想之道

冥想（dhyāna）在帕坦伽利瑜伽传统中属于内支之一。它和专注（dhāraṇā）、三摩地（samādhi）合成为"专念"。在日常生活中，人们往往很难区分专注和冥想。事实上，一般人所谈的专注基本上属于专注，而达不到真正的冥想。

第一节 四大冥想系统

冥想有不同的系统，主要有四大冥想系统，分别是：帕坦伽利传统的冥想或基于数论哲学的冥想；吠檀多传统的冥想；虔信传统的冥想；阿育吠陀瑜伽传统的冥想。

前面三个传统的冥想目标非常明确，就是为了直抵解脱，获得最终自由，而基于阿育吠陀瑜伽传统的冥想，可以说是基于身心健康的冥想。日常生活中，人们说冥想有什么具体的可见的益处，深究下去,它们其实不属于前面三个传统的冥想,而是在无形之中可以归入广义的阿育吠陀瑜伽冥想系统。

从阿育吠陀瑜伽的角度看,冥想首先是关注内在健康的方法。并且在身心健康的基础上推动着人的内在精神之发展,最终也导向生命的自由之境。

我们人的活动包含了交感神经和副交感神经的活动。如今人们的活动,交感神经的活动太多、太强烈,其实需要更多地促进交感神经和副交感神经的平衡。瑜伽体位,不少是属于交感神经的活动,但像休息术则促进副交感神经的活跃。而瑜伽中的冥想则更能促进副交感神经的活跃。一个人如果能进行真正的冥想,可以非常有效地帮助人们去平衡交感神经的过度活跃。简单地说,冥想可以帮助我们减轻压力,促进身体内部自我康复,提升免疫力、自愈力。很多心理方面的问题,也可以通过冥想得到缓解,甚至消除。

第二节 10种冥想方法

我们结合体质特点,提供10种冥想方法,习练者可以体验不同的冥想法,但根据体质或实际需要可以偏重某种或几种冥想法:

Om基础冥想法

找一个干净、安静、隐蔽的地方坐下,坐姿舒适,头、颈和脊柱保持垂直。开始冥想之前,(鼻孔)交替呼吸,或使用其他任何呼吸技巧,确保呼吸均匀。

a. 冥想时,无须音乐或香熏。冥想的时间和地点应该固定。冥

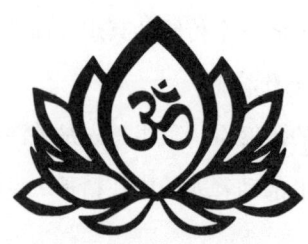

想的最佳时间是午夜、清晨和晚上。每天15~20分钟的冥想最佳。

b. 记住任何你所相信的择神的名字或形象，祈请他或她的恩典。

c. 闭上眼睛，做5~10个非常缓慢、非常深长的呼吸。

d. 集中你的目光、心意以及胸腔中心（心所在地）的感觉，缓慢地呼吸。吸气时，内心唱诵"so"音；呼气时，唱诵"ham"音。想象就好像是呼吸自身发出的"so"音和"ham"音。内心看见呼吸通过鼻腔进进出出。不要试图控制或引导你的呼吸，只是观察你自然的呼吸。

e. 把意志导向这样的思想：把自己融进你正在呼吸的无限空间中。在你呼吸的那个无限空间中，满是如下图所示的唵这一符号的声波：

ॐ…… ॐ…… ॐ…… ॐ…… ॐ……

如若心意开始游移，那就重新从c开始。

关于前面部分的调息（呼吸）法，请比较调息部分的Soham调息法。

从阿育吠陀瑜伽的角度看，此修法适合皮塔和卡法体质的人。

喜乐冥想法

静心,自然呼吸3~5次。

在安全、相对封闭的小房间,无须点香。大小便净。闭眼。

扫描自己的脚,想象自己的脚是完美的、健康的、喜乐的。

扫描自己的小腿,想象自己的小腿是完美的、健康的、喜乐的。

扫描自己的膝盖,想象自己的膝盖是完美的、健康的、喜乐的。

扫描自己的大腿,想象自己的大腿是完美的、健康的、喜乐的。

扫描自己的生殖器官,想象自己的生殖器官是完美的、健康的、喜乐的。

扫描自己的大肠和小肠,想象自己的大肠和小肠是完美的、健康的、喜乐的。

扫描自己的胃部,想象自己的胃部是完美的、健康的、喜乐的。

扫描自己的心肺,想象自己的心肺是完美的、健康的、喜乐的。

扫描自己的喉咙,想象自己的喉咙是完美的、健康的、喜乐的。

扫描自己的头颅,想象自己的头颅是完美的、健康的、喜乐的。

扫描自己的全身,想象自己的全身是完美的、健康的、喜乐的。

想象从头顶、从空中落下鲜花,美妙、喜乐、健康,治愈。

再一次想象从头顶、从空中落下鲜花,美妙、喜乐、健康,治愈。

再一次想象从头顶、从空中落下鲜花,美妙、喜乐、健康,治愈。

习练15分钟,毕。

搓手,发热,洗脸。

再一次搓手，发热，洗脸。

再一次搓手，发热，洗脸。

从阿育吠陀瑜伽的角度看，此修法适合各种体质的人。

阴阳平衡冥想法

处安静环境，闭眼静心，自然呼吸。结苏磨手印。

眼前放置一个图片——太极阴阳图。

冥想：阴阳合一。

a. 整体的冥想。

b. 观想阳的运动。

c. 观想阴的运动。

d. 观想阴阳互动配合运动。

e. 观想阴阳不和谐运动。

f. 回到阴阳配合运动。

g. 回到阴的运动。

h. 回到阳的运动。

i. 回到整体的阴阳运动。

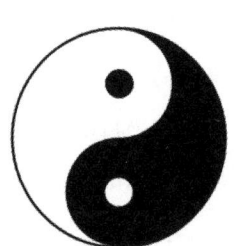

生命就是一个阴阳运动过程，当身体不平衡的时候，阴阳能量就会出现紊乱，带来身心疾病。冥想可以让阴阳能量得以平衡。

从阿育吠陀瑜伽角度来看，此法针对生殖轮，适合各种体质的人修持。

需要指出的是，这一冥想方法会带来很大的能量流动，也可以说属于坦陀罗能量修法中的一种。这一修法在中国道家和印度密教中都是相通的。

安神冥想法

处安静环境，闭眼静心，自然呼吸。结苏磨手印。金刚坐（雷电坐）或自己舒适的坐姿。

此法最好在晚上进行。此法可以让你达到ajapa（自发念诵）——你自动japa（念诵），你无须念诵，而是曼陀罗自动让你念诵。

a. 自由放松，闭眼，真心闭眼，把肉眼闭上，也把心意之眼闭上。

b. 闭嘴，发humming，不是念诵Om。Hum音尽可能大、深、长。

c. 声音从你的腰部发出。可以让身体摇晃。

d. 想象身体是一根空管，声音震动于此管中。

e. 呼吸自然，不是去控制呼吸，而是让呼吸自动运作。

f. 安住心轮。观照，目击自己的心绪、心意。

此法习练20分钟。冥想引导者敲钵后终止。

从阿育吠陀瑜伽角度来看，此法适合各种体质的人，但特别适合瓦塔体质的人。

自我突破冥想法

此法消除比较和嫉妒。

a. 处安静环境，自然呼吸。

b. 闭目，专注自己的喉轮。

c. 无意识地让自己摇晃或走动，扩展自己的空间，速度很慢。

d. 摇晃几下或走几步，可以继续；但你头脑惧怕，不让你走；别理会脑子，继续。体会之。（注意：如果是独自一人冥想，请他人保护自己的安全。）

e. 继续慢走，激活能量，别被你的脑子限制。（人有三层能量——正常时候的能量，紧急时刻的能量，智慧的能量。我们一般用第一层能量，偶尔用第二层能量，几乎不用第三层能量，人们意识不到这层能量。但智慧就是一种高级能量。）

f. 行此法20分钟。然后，引导者提示停止冥想。之后10分钟安静坐着。专注于你的喉轮，吸收你前面的能量。

从阿育吠陀瑜伽角度来看，此法适合各种体质的人，但特别适合皮塔体质的人。

水冥想法

水在中国文化中具有重要意义。同样，在瑜伽修行中，我们可以把水视为一个有效的冥想对象。下面这个冥想是我们在苏磨瑜伽教育中开发的，供读者参考使用。

a. 冥想一个杯子，杯子里有水，水是混浊的，体验水的混浊。

b. 冥想水中放进了小小的明矾，水逐渐变得清澈，体验水的清澈。

c. 冥想水在杯子里，时间很久很久，体验水在杯中很久很久。

d. 冥想水从一个杯子倒到另一个杯子，体验水从一个杯子倒到另一个杯子。

e. 体验杯子变得透明。

f. 体验杯子完全透明。

g. 体验还有其他的杯子。

h. 体验其他的杯子中有混浊的水。

i. 体验其他的杯子中有非常清澈的水。

j. 体验其他的杯子是透明的，完全透明的。

k. 体验自己的这个杯子和其他杯子是一样的。

l. 体验自己的杯子和其他的杯子无法分辨。

m. 体验自己的杯子换作了其他的杯子。

n. 体验杯子碎了——咣当一下，碎了。

o. 体验杯中的水和其他的水相遇、汇合。

p. 体验无数的杯子都是透明的。

q. 体验无数的杯子都碎了，水汪汪，一大片。

r. 体验无数的水融合在一起。

s. 体验水和水融合后再也无法分辨来自哪一个杯子。

t. 体验所有的水是一体的、合一的。

u. 体验所有的水汇合成巨大的海洋。

v. 明白：杯子就是你的五鞘（粗身鞘、能量鞘、心意鞘、智性鞘和喜乐鞘）。

——水就是你的阿特曼。

——你的阿特曼和其他阿特曼是一样的。

——所有的阿特曼和梵（海洋）是一样的。

——阿特曼的海洋就是梵本身。

——是你的私我（我慢）造就了杯子和杯子之间的差异。

——只有打破私我（我慢）才能觉悟自我、至上意识、梵。

——从生存论上明白我慢的虚妄性，当下觉醒，获得永久自在。

水的遍在性揭示了梵的遍在性。梵，我们无法形象化地理解，也难以真正有效地冥想，但我们可以形象化地理解水、冥想水。这是从二元性走向非二元性的冥想，是一种回归、融合、合一的冥想。如果长时间有效地冥想，可给我们带来巨大的身心疗愈效果，并有可能让我们的意识发生重大转变，实现生命的蜕变。

从阿育吠陀瑜伽的角度看，此修法特别适合于皮塔体质的人。

火冥想法

此法适合瓦塔和卡法体质的人。

处一固定房间，房间不宜大，不透风，微暗，无音乐，不点香。安全，安静，无外人干扰。

按照自己的舒适度，单盘、双盘或自由盘，也可以坐在凳子或椅子上。

在自己面前，可以放一根点燃的蜡烛或一盏油灯；也可以在自己面前挂一幅火苗的画，或者圣人的画（圣人心中有一团火），或者一幅篝火画。

自然呼吸3~5次，进入冥想。

a. 冥想物质之火。通过想象那物质在燃烧，尽可能仔细观察，那燃烧物的每个部分是如何燃烧起来的；燃烧之后，观察它发出的光能、热能；想象自己进入那火焰，吸收火焰的光能、火焰的热能。感到自己发光、发热。

如此冥想3~5次。

b. 冥想胃火燃烧。通过想象自己的脐轮是一个胃火的中心。观察自己的每一种食物是如何被燃烧（消化）的，仔细观察吃下去的食物如何被压碎，如何被分解，如何发生生化反应，如何产生持续的热能。观察食物变成了能量，观察它如何经过小肠被吸收了，观察热能如何传导了，如何滋养着你的身体，让你健康、丰富和喜乐。

如此冥想3~5次。

c．观想心意之火。心意波动不止，心意的火，火花四溅。观察心意之火如何让你痛苦；观察稳定的心意之火让你充满能量；观察不稳定的心意之火让你迷失、痛苦；观察稳定的心意之火带给你光明、智慧、温暖和力量。

如此冥想3~5次。

d．冥想意识之火。意识之火始终稳定、持续、光明、温暖，充满活力，它是普拉那之火，阿特曼之火。意识之火构成一片，构成梵火，燃烧一切，转化一切，滋养一切，净化一切。它就是存在之火、智慧之火、喜乐之火。它就是一切。

如此冥想3~5次。

毕。

搓手，发热，洗脸。

再一次搓手，发热，洗脸。

再一次搓手，发热，洗脸。

山冥想法

此法特别适合瓦塔体质的人。

处一固定房间，房间不宜大，不透风，微暗，无音乐，不点香。安全，安静，无外人干扰。

按照自己的舒适度，单盘、双盘或自由盘，也可以坐在凳子或椅子上。

在自己的面前挂一幅群山画或巨大的岩石画，中国人熟悉的黄山画或昆仑山画，都很不错。如果细心，你也可以在自己面前放一块或几块质地坚硬的矿石（艺术处理的石料也可以）。

自然呼吸3~5次，进入冥想。

a. 冥想坚固的石头。石头是地元素，代表了稳定和力量。冥想一块坚硬的、质地良好的石头。或许你记得矿区刚用火药炸开，那石头还散发着一种气息。那石头充满了能量。

你也可以冥想一块来自天外的陨石，那陨石或许蕴含了数亿年前的信息，带来了无比稳定的能量。

b. 冥想大山。把冥想的对象放大，把有限的石头替换成大山。稳定的大山，具有压倒一切的力量。你想象那大山"重、沉、稳"，让你安稳安住，不飘浮。

c. 冥想心意之石。我们的心意容易飘浮。但良好的修持可以让心意稳定，就如石头一样沉下来。冥想我们的心坚定如磐石。

d. 冥想存在之石。我们的存在之根、稳定之源来自地元素，而地元素来自原质，或者说摩耶本身，而摩耶的源头或存在的前提就是梵；梵是我们的存在之根，是最终的存在。梵有存在、意识和喜乐三个维度，三个维度三位一体。物质性、稳定性来自梵的存在维度的展示。冥想存在之石就是冥想存在本身，就是冥想梵本身。如此，便安住在梵之中，安住于至上自我之中。

如此冥想3~5次。

毕。

搓手，发热，洗脸。

再一次搓手，发热，洗脸。

再一次搓手，发热，洗脸。

空冥想法

在《智慧瑜伽——商羯罗的〈自我知识〉》中，商羯罗说："智者只应该理智地将整个客观世界融入阿特曼，经常把阿特曼看作无瑕的天空。"（第39节）在吠檀多的宇宙论中，空（Ākāśa）[①]是最先由因果身（自在天）从纯的萨埵中创造的。它最接近自在天。但这个空和我们日常理解的空并不一样，可以被理解为"空之空"。我们冥想则需要借助日常所理解的空。

下面的冥想方法是基于日常的空进行的。皮塔体质的人可以使用这种冥想法，其他体质的不建议多用，特别不适合瓦塔体质的人。

处一固定房间，房间不宜大，不透风，微暗，无音乐，不点香。安全，安静，无外人干扰。

按照自己的舒适度，单盘、双盘或自由盘，也可以坐在凳子或椅子上。

在自己的面前挂一幅天空画或浩瀚的宇宙太空画。你也可以在自己面前放一只海螺或空瓶子（也可以是艺术化处理的海螺或瓶子）。

---

① 顺便说，空（Ākāśa）被认为是第一个被创造的元素，这个空具有两个方面的展现：声音和存在性。正因为如此，瑜伽中的音疗基础就是基于空元素。通过声音的不同频率振动，帮助我们疏通脉轮，有益健康。同样地，传统的瑜伽曼陀罗之理论基础，在智慧瑜伽看来也是基于空元素。由于它是第一个被创造的元素，接近终极奥秘，（大）曼陀罗的实践应该有比较好的理疗效果和促人觉醒的力量。在某种意义上说，这一理解为瑜伽音疗以及曼陀罗实践提供了合理性的解释。

自然呼吸3~5次，进入冥想。

以下为冥想导引词（导引词因人喜好而异，但应做到正念、流畅并保持语言的优美），可以用于导引他人，也可以通过录音，用于导引自己，当然也可以让自己的心灵自我导引。

一个轻盈的我
安坐在美丽的喜马拉雅山上
白雪茫茫
茫茫白雪
雪地上有一小木屋
小木屋里端坐的就是我

慢慢呼吸
静静呼吸
带着生命的行装起身
迈向太空
大地就在脚下
风景独样

太阳系的模样
如池塘
神箭般的速度
离炙热的太阳而去

走出了太阳系

进入无垠的银河系

众多的星体熠熠发光

风神般的脚却以无比的速度

离开了银河系

我是风神

以光的速度一直朝前奔去

虚空中无数的星球只是空中的尘埃

我的脚步没有停止

没有停止

心中知道

我所穿越的只是无限的空的一个小小角落

我的脚消失了

我的身体消失了

我消失了

依附在我的名下的一切都消失了

只感到一个光体以光的速度在穿梭向前

我就是那光

那光没有重量

没有束缚

那光就是自由

充满智慧

那光就是喜乐

充满喜乐

光明、自由、智慧和喜乐

大地消失

宇宙消失

物质的一切都化为光

没有地球和太阳

没有银河和河外

一切都汇入光

一切都成了一

我就是那一

我就是那光明的一

我就是那存在的一

我就是那智慧的一

我就是那喜乐的一

如此冥想3~5次。

毕。

搓手，发热，洗脸。

再一次搓手，发热，洗脸。

再一次搓手，发热，洗脸。

大爱冥想法

大爱冥想是一种非常有效的冥想方法。它需要的条件非常有限。几乎可以在任何环境下进行。可以坐在地上，可以躺在床上。放松身体，意念内观，双眼内视，微合双目。

以下为冥想导引词（导引词因人喜好而异，但应做到正念、流畅并保持语言的优美），可以用于导引他人，也可以通过录音，用于导引自己，当然也可以让自己的心灵自我导引。

哦，我来到了这世界

从一个看不见的地方而来

我带着什么而来？

我带着一切

我带着一切

我带着一切

在这名色的世界里

我累积了，我丰富了……

我拥抱一切

我超越一切

悲伤向我走来

我接纳悲伤

愤懑向我走来

我接纳愤懑

嫉妒向我走来

我接纳嫉妒

疯狂向我走来

我接纳疯狂

冷漠向我走来

我接纳冷漠

抱怨向我走来

我接纳抱怨

敌意向我走来

我接纳敌意

累了

我接纳累

苦了

我接纳苦

甜了

我接纳甜

美了

我接纳美

混乱了

我接纳混乱

失败了

我接纳失败

成功了

我接纳成功

喜悦了

我接纳喜悦

满足了

我接纳满足

哦,我带着一切来到这世上

我经历着

我观看着

我爱着

我就是那存在

我就是那智慧

我就是那喜乐

如此可以有差异地冥想3~5次。

毕。

搓手,发热,洗脸。

再一次搓手,发热,洗脸。

再一次搓手,发热,洗脸。

另外，我们在多个冥想中谈到的冥想引导词并不是绝对的、固定不变的。知道了其中的原则，你也可以自己写引导词。各种冥想，本质是让我们明白自己，明白我们就是"那"，即至上存在，即梵。这个梵就是存在、意识和喜乐。

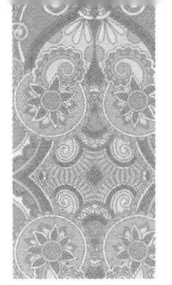

第七章

安得对：走向自我的真相

阿育吠陀瑜伽最终是要解决人的根本问题的，也就是安身立命的问题。用传统的瑜伽语言来说，它也是要走向解脱、觉悟、独存、三摩地的。

我们已经说了，阿育吠陀瑜伽最终的目标和其他瑜伽的最终目标是一致的，但它同时非常明确地关注人的身心健康。身心健康和三摩地之间不是对立的关系，而是手段和目标的关系。身心条件是人走向三摩地的工具、手段、通道，它就如送卫星上天的火箭，而抵达三摩地则是目的，就如用火箭送到太空的卫星。

卫星没有火箭无法进入太空，但火箭本身不会进入太空和卫星一起遨游。类似地，人的身体如火箭，人的灵魂如卫星。人要获得自由或三摩地就需要有一个让它获得三摩地的身体。就如火箭质量不行，卫星无法进入预定轨道遨游太空，如果身体不好，人就不可能获得三摩地，抵达自由之境。这样说，当然是一个比喻，不一定字面上具有真正的对应关系,但可以帮助我们去理解健康的身体和瑜伽至高目标之关系。

一个瑜伽人能获得三摩地,抵达自由之境,就是一种真正的安住自我。根据阿育吠陀瑜伽,也根据传统的瑜伽和吠檀多哲学,以下一些基本的观点是值得肯定的:

我不是这具粗身。这具粗身屈从于成住坏空,无法持久地存在下去,我们需要坦然面对粗身的衰老和死亡。我们不是这具肉身。也就是说,我不是构成肉身的五大元素,即地(土)、水、火、风、空。

我不是由金钱和气息呈现的能量,能量不是我的真正本质。我不是普拉那能量、特伽斯能量和奥伽斯能量。

我不是我的心意。心意或念头构成我们的世界。我们的痛苦和束缚以及自由和解脱,都发生在我们的心意里。但我们不是心意以及心意建构出来的一切现象。

我不是思想者。一个会思考的思考者并不是真正的自我。

我不是我的记忆。

我不是我的智性。智性是一种理解的能力,是把握现象世界及其背后本质的能力。但我们本身不是智性。

我不是私我或我慢。我慢分萨埵型我慢、罗阇型我慢和答磨型我慢,但我不是所有这些我慢。

我不是我的喜乐。人人追求喜乐,追求各种快乐,但各种快乐本身并不是我。

我不是我扮演的各种角色。基于三德的运动,呈现的各种角色本身不是我。

我就是纯粹自我,纯粹意识,也就是印度哲学中说的阿特曼,原人。我们一切生物体都拥有一个纯粹的自我,也就是阿特曼,这一重大的发现让我们超越一切经验二元性的限制,摆脱生死的障碍,我们是不生不死的,永恒清净的。帕坦伽利说,人认识到自己这一纯粹意识或纯粹自我或原人,就达到最大的不执。

如果你认为,你就是这具身体、你的能量、你的心意,你的各种看得见、摸得着的一切,那么你就必然陷入痛苦、纷争、忧郁、失望、无奈,也有可能是你蜕变的一个契机。

我们明白了自我,作为一种现象的存在,我们依然自然地存在在这个世界上。但我们对身心关系有了新的认识,我们明白我们的身心最大的安顿就在纯粹自我中。我们让自己安住于阿特曼这一纯粹意识,我们就获得了最终的自由。反过来,我们也可以理解其他次一级的安住:

安住在一个健康的身体中。这就要求有各种健身之法。基于此,阿育吠陀自然是有意义的,哈达瑜伽也自然是有意义的。

安住在一个健康的心意中。这就要求有各种促进心意或心灵健康的方法。在这一努力中,诸如行动瑜伽、胜王瑜伽就有意义。

安住在一个比较合理的世界观或宇宙观中。在这一努力中,诸如智慧瑜伽就很有意义。

安住自我。这里的"自我",不能等同于基于原质的自我,而应该是人得以安身立命的"那",也就是"道"、阿特曼、梵、至上者、绝对意识。在《道德经》中也谈到"自然":"人法地,地法天,天法道,道法自然。"(25章)这个"自然"可以从"自我"意义上理解。

基本的结论就是,一个人通过瑜伽智慧,直抵自我的核心,觉知自己的真实身份是纯粹意识、纯粹自我、终极的阿特曼，这就是根本的安住，就是安住自我，它意味着我们生命抵达一个圆满的境地。在这一前提下，我们才重新认识我们的现象性存在，即我们的身心条件。正因为安住自我，我们才能明白爱护身心健康的真正意义。阿育吠陀瑜伽预设了我们终极的安住自我，同时，又让我们返回来关心我们身体的健康。让健康的身体和有趣的灵魂（我们的真正身份）有机地结合起来，就如让我们的卫星配上最好的火箭！

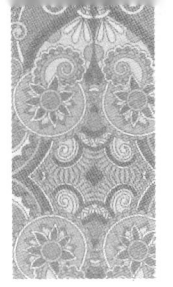

第八章

疗得对：常见问题的自我疗愈

现实情况是这样，我们并不容易明白我们的真实身份，即我们就是纯粹自我，就是阿特曼，或者说是原人（普鲁沙），要认识到自己的真实身份或真实面貌，需要不断努力。还有，我们的身体也并不都非常健康，可以顺利地支持我们生命的觉醒，达到三摩地。基于此，阿育吠陀瑜伽吸收阿育吠陀的原理，对人的健康问题予以实际的关心。阿育吠陀瑜伽对身体健康的关心，最终是为了人达成生命的圆满，而不是为了健康而健康。下面内容是从阿育吠陀以及阿育吠陀瑜伽的角度对若干身心问题提供自然疗法。大家需要注意的是，这些自然疗法不能代替专业的医学治疗。这些自然疗法可以被视为辅助疗法，补充疗法。还有，其中一些具体疗法的操作应该在老师的指导下进行，所以，有的疗法的具体方法没有详细讲解。

第一节　肠胃差

诊断：

胃痛有各种各样的原因，有时候是因为胃酸过多导致的消化不良、便秘、食物有毒或吃了不合适的食物（有的食物不能混搭一起食用）等，还有的胃痛是因为身体疾病导致的，如盲肠炎、小肠炎、胃炎等。如果是比较严重的疾病，需要看医生，阿育吠陀以及阿育吠陀瑜伽提供日常情况下的胃痛或消化不良的简单疗愈方式。

疗愈：

方法一：散步和揉腹。饭后不适合马上工作，而应该休息一会儿，散步是非常好的方式。另外，揉腹是一种极佳的肠胃调理之术。可以躺在床上，也可以站着或坐着，脱衣松裤，全身放松，平缓呼吸，舌顶上腭，意守脐轮。具体揉腹方式甚多，最基本的要点一是用食指、中指和无名指推按腹中线36次，位置在心窝和耻骨之间。二是左手掌在下，右手掌压在左手掌上，顺时针轻摸整个腹部36次；右手掌在下，左手掌压在右手掌上，逆时针轻摸整个腹部36次。每日3~5回。

方法二：晃海。散盘、单盘或双盘。两手轻按在膝盖上。全身放松，足趾微向下屈。上身微微往下俯，缓慢摇动，顺序是从左向前、向右、向后，顺时针转动36次；之后，沿相反方向逆时针转动36次。其间摇动的幅度不要大，却要意守骨盆区。如此反复7回。

方法三：提升消化火（生物火）。我们胃痛有时是因为消化不良。我们需要从心理上调整，如果我们心情不佳、情绪不好，就会影响我们的消化。生气，会让人生病，而生气首先会伤害我们的消化系统。特别是在饮食的时候,保持一个好的心情十分重要。

方法四:水疗法。每天保证喝足够量的温热水。喝水最佳时间是早中晚三餐之前30分钟,以及饭后2小时。此水不能用茶、咖啡、啤酒、各种饮料替代。

从饮食上调理是非常关键的。例如,饭前喝一点姜汤或者取一点姜,磨碎,加一点酸橙汁和食盐,吃下。又如,平时不要喝绿茶,而要喝热红茶,不吃难以消化的食物,不吃冷食,冰淇淋等,这样可以避免消除消化火。还有一种非常直接的方式,就是强化咀嚼时间,一口饭或一口菜,在嘴巴中咀嚼次数增加一倍。如果消化确实问题严重,食物咀嚼次数比平时增加两倍以上。在嘴中充分咀嚼,可以大大保护自己的消化火。

第二节 皮屑多

诊断:

可能是真菌感染,可能是头皮供血不足,可能是缺乏维生素B,也可能是瓦塔(风)上升过高。

疗愈:

方法一:用苦楝油(加芝麻油)按摩头部3~5分钟,持续一周。如果是真菌感染,此方法也有效果。

方法二:蛋白加酸橙汁涂抹在头上。具体方法是,取2~3个鸡蛋,取出蛋黄后,放到一个容器里,加入鲜酸橙汁,充分混合,抹到头发上,让其充分渗入发根,如此持续20~40分钟,之后用苦楝肥皂或去屑洗发水洗干净。

另外，考虑到可能瓦塔能量过高，导致失衡，注意饮食上的调理、体位上的习练以及调息上的调理。

第三节　腹胀嗳气

诊断：

腹胀嗳气是一种非常常见的症状。腹胀嗳气缘于大肠中的瓦塔之上升，多见于瓦塔体质明显的人。瓦塔由风和空构成。吃了强化瓦塔的食物、寒冷的天气、焦虑忧愁、失眠、熬夜等都会集聚和增加瓦塔。吃得太快、吃饭时说话太多、发酵厉害的食物，都会增加瓦塔。

疗愈：

方法一：揉腹。参见"肠胃差"疗愈方法之一。

方法二：生姜治疗法。将新鲜生姜剁碎，取一瓢，加入一瓢酸橙汁，饭后服用。

方法三：柠檬汁疗法。将一瓢柠檬汁和一半量的小苏打混合在卫生的常温饮用水中，饭后服用。

方法四：手印疗法。可以采用消化手印，操作方法为中指、无名指和拇指指尖自然接触，其他手指自然伸直。

第四节　手脚冰凉

诊断：

很多人在冬天和春天手脚感到冰凉，晚上睡觉许久还感到冰凉。这样的情况一般容易发生在瓦塔和卡法体质的人那里。这是因为，他们身上相对缺乏"火"，容易导致中医中说的"气血不足"。手脚出现明显的冰凉，甚至影响了自己的身心健康，这说明瓦塔和卡法失衡了。

疗愈：

方法一：饮食改善法。他们需要吃适合自己体质的食物，给自己增加能量。阿育吠陀瑜伽的饮食法十分重要。例如不喝冰镇水，不吃冷藏的食物等。

方法二：生活方式改善法。注意各种保暖，睡前热水洗脚，最好水中加一点姜水。平时，坐的时候在膝盖上盖上毯子，可以起到很好的作用。另外，要特别注意保护自己的背部、腰部和腹部的暖和。在夏天不可贪凉，注意不要让空调直吹（尽可能不用空调）。

方法三：平衡瓦塔或卡法的体位法以及调息法、木桩式、单腿站立平衡式。

方法四：常常拍打足三里。

方法五：晒太阳或者观日拜日式。晒太阳，冬天多晒晒背部。

第五节 早生白发

诊断：

中国人年轻的时候，头发乌黑，年纪大了，头发会花白。有时，我们发现年纪很轻就出现"少白头"。也有的人到了50岁左右了，头发还是乌黑的。白发是由于黑色素的生成因黑素细胞、黑素体较少或因酪氨酸酶活性降低所致。白发产生的原因很复杂，早生白发跟精神状态、营养、遗传、疾病、人体自然衰老有关。从阿育吠陀以及阿育吠陀瑜伽来说，皮塔的人更容易早生白发。

疗愈：

方法一：精神放松法。人如果长期处于精神紧张、忧愁、焦虑、恐慌中，就容易导致头发变白。所以，凡事要想开，学会自己放松自己，学会自己找乐子，学会安排好自己的日常生活。不管在什么处境下，都要主动地调整自己的精神状态。这是养生，也是养发的方式。

方法二：营养调理法。黑头发中的色素颗粒含有铜、钴、铁等元素，缺少这些元素，一般会出现白发。蛋白质缺乏、营养高度不良也会长白发。所以，从营养供应的角度说，通过良好的饮食，可以防止早生白发。例如可以食用地下块根，如何首乌、熟地、番薯、马铃薯和芋头等，这些食物有助于刺激发根，不容易让头发变白。

方法三：调理肾虚法。人随着年龄增大，一般在40岁之后会逐渐长出白发。如果注意保养我们的肾，让肾气充足，头发就不会早早发白。保护肾的方法很多，但主要是"开源""节流"两方面。开源就是我们要通过诸如营养、运动、瑜伽体位、调息、冥想等稳固我们的肾气。节流就是我们要改善生活方式，不要熬夜，不要欲望过多，等等。

方法四：导引法。中国古代有多种护发之导引，这里介绍一种内视五脏行气法。取蹲坐姿，让臀坐两足跟上。坐稳后轻闭双眼，舌抵上腭，意守丹田，自然呼吸。凝神9息后，握五指牵引，同时尽力低头，并臆想五脏精气遍布头部。具体操作：用意念和内视，先从胸腔引心肺之气上行百会，然后引腹腔的肝、脾、肾气上行百会。内视色彩：心赤、肺白、肝青、脾黄、肾黑。意念引导20次。

第六节 月经不调

诊断：

在现代社会中很多女性遇到月经方面的问题应该是很正常的。这里我们重点诊断闭经、痛经和经血过多。

一般而言，闭经容易发生在瓦塔体质的女性身上，但其他体质的女性如果缺乏脂肪或运动过度，像女性运动员，也会导致闭经现象。

痛经一般容易发生在瓦塔体质的女性身上，并且往往和腹胀或便秘结合在一起。但因为血滞以及淋巴感染引起充血性疾病，也会让其他体质的人痛经。

经血过多一般发生在皮塔体质的女性身上，有时也会伴随便血。

疗愈：

方法一：药草疗法以及食疗法

闭经的疗愈：对于瓦塔体质的女性，可以采用药草，如姜、黑椒、肉桂、迷迭香。例如，可以用同等的鲜姜和薄荷油，加适量温水服用，一日三次。在中药中，可以考虑当归、鼠尾草、益母草等药草调理。对于皮塔体质的女性，可以在热牛奶中放入一点姜黄或藏红花。对于卡法体质的女性，可以采取类似暖辣性的药草，如姜、肉桂、辣椒和黑椒调理。

痛经的疗愈：对于瓦塔体质，使用药草为姜黄、肉豆蔻、阿魏、姜、当归、鼠尾草、芍药。对于皮塔体质，使用药草为雷公根、黄芩、西番莲。对于卡法体质，使用药草为姜、菖蒲、没药、肉桂、肉豆蔻。

经血过多的疗愈：基本方法是采取反皮塔的饮食法，避免吃热的和油性食物。可以采用的药草如覆盆子。经血过后,需要加补药。比较好的中药如艾蒿。

方法二:木桩式。此法是我们基于八段锦第八节开发的,疗愈效果甚佳。

方法三:基于体质的瑜伽体位和调息。但在经期,不建议做任何瑜伽体位,而倾向于建议休息、简单活动和瑜伽阅读。有的瑜伽人不知道自己的体质,也不懂得科学的习练,在经期还大强度地习练瑜伽体位,这会给身体带来很大的不良影响。

第七节　性欲低下

诊断:

性欲是人存在的基本条件,没有性欲,社会难以维系。人的性欲源于男女生殖组织。如果生殖组织强盛,性欲也就强,否则,性欲就弱。性欲受到人的生殖组织强弱、个人情绪、身心压力、年龄等影响。在当今社会,越来越多的人性能力在下降,很多夫妻过着无性婚姻生活。阿育吠陀以及阿育吠陀瑜伽关心人的健康,也就关心人的生殖组织的健康等。

疗愈:

对于男性,可以有多种方法提高性欲。

方法一:轻压龟头。用食指轻压龟头,然后放松,一次36下。

方法二:按摩会阴穴。用中指轻压会阴穴,然后放松,一次36下。

方法三:提肛法。提肛,古代也称为"撮谷道",是超级有效的养生法。为了达到好的效果，可以这样操作：缓缓吸气，同时提肛，会阴也一并上提，住气10秒左右，然后慢慢呼气。如此反复操作7次。一日三次。

方法四：精油按摩。根据体质差异，给龟头做精油按摩（瓦塔体质的人用芝麻油或杏仁油，皮塔体质的人用椰子油，卡法体质的人用芝麻油、杏仁油或玉米油）。

方法五：食疗。很多人性欲低是因为营养跟不上，通过饮食调理是一种有效方式。

方法六：给督脉上的命门穴以及任脉上的关元穴，每日一次艾灸，一次20分钟左右。

方法七：特定瑜伽法。做一些增强以及滋养男性生殖组织的瑜伽体位、特定调息法和冥想法。

对于女性，也可以有多种方法提高性欲。

方法一：精油按摩。基于体质，用相应的按摩油按摩耻骨区。

方法二：轻压会阴穴。用中指轻压会阴穴，然后放松，一次36下。

方法三：提肛法。操作方法如前。

方法四：食疗。很多人性欲低是因为营养跟不上，通过饮食调理是一种有效方式，如吃杏仁或饮杏仁汁。

方法五：给督脉上的命门穴以及任脉上的关元穴，每日一次艾灸，一次20分钟左右。

方法六：特定瑜伽法。做一些增强以及滋养女性生殖组织的瑜伽体位、特定调息法和冥想法。

第八节 肥胖

诊断：

当代美的观念往往是西方人的观念。人们倾向于接受瓦塔体质的体形为美。然而，阿育吠陀以及阿育吠陀瑜伽不是这么看的。它认为，瓦塔、皮塔和卡法类型的人有差别。一般地说，瓦塔体质的人比较瘦，卡法的人偏胖，皮塔的人居中。只要一个人的体重不超过正常的20%就应该是合适的。一个卡法体质的人就应该是偏胖的，丰满的。然而，由于生活方式不合理、饮食不当、运动不足、疾病等方面的原因，使得人过重，成了肥胖症者，在这种情况下可以考虑减肥。

疗愈：

我们这里提供一般性的建议，要深入了解不同体质的人的减肥方法，需要深入学习和实践。

方法一：轻断食。每周可以禁食一天，甚至半天。阿育吠陀以及阿育吠陀瑜伽不倡导长时间禁食或辟谷。

方法二：阿育吠陀饮食法。根据体质的特点来安排自己的饮食。晚上不要吃零食，平时也不多吃零食。科学安排一日三餐最重要。

方法三：强化消化火。有意强化自己的消化火，注意选择合适的饮料、茶以及调味品。冬天不要轻易减肥，因为那样容易消耗你的阳气，难以抵抗疾病。

方法四：瑜伽法。合适的瑜伽体位和瑜伽调息。有的人做了瑜伽体位并不能减肥，这是因为他们做瑜伽之后没有配合生活方式、饮食等，还有体位的习练需要结合自己的体质。

方法五：手印疗法。减肥手印操作方法为无名指和小指弯曲放在掌心，以拇指压住这两个手指，其他手指放松伸直。双手同时做这一手印。

方法六：阿育吠陀药疗法。饭前吃一克藤黄果，有很好的减肥效果，因为它可以减少过多的脂肪，促进新陈代谢。如今，很多保健减肥药效果并不好。要减肥，需要充分考虑自己的体质，采取切实有效的方法，以及有毅力坚持下来。

第九节 偏瘦

诊断：

偏瘦是一种病，但很多人却视之为美。这是不对的。偏瘦会导致抵抗力低下、活力低下、神经过敏、失眠、缺乏胃口、心理无能等，甚至会掉发、脱牙、骨质疏松、性无能、未老先衰。

导致偏瘦的原因：（1）营养不良；（2）消化力差；（3）禁食太多，有些瑜伽人迷恋禁食、辟谷，如果不科学不合理，就会导致身心问题；（4）食材不对，可能食材太轻、太冷；（5）生活习惯或方式不合理；（6）工作时间太长；（7）运动量太多，如有的瑜伽人每天花费大量时间在习练瑜伽体位，把身体上的能量基本上消耗光了；（8）做爱太多，消耗过多（有一种说法，做爱是减肥的，但一个比较瘦的人，做爱多了，是要命的，会耗费掉他或她的主要能量）；（9）情绪差，如悲伤、抑郁；（10）脑力劳动太多，人们注意到很多脑力劳动者都很难变得胖起来。

阿育吠陀以及阿育吠陀瑜伽认为，那些瓦塔体质的人容易成为偏瘦的人，这是因为他们身上主导元素是空和风，缺火、水和地

（土）。缺火导致消化力弱，缺地（土）使得他或她体重不足，天生比较瘦。

疗愈：

基本疗法是反瓦塔疗法。知道了一个人偏瘦的原因，相应地，我们就要从上面十个方面来改善。

营养不良，我们就要非常有意识地改善我们的营养结构，增加营养；消化力差，就要保护我们的消化力；保护方法，最直接的就是管住我们的嘴，不能随便吃东西，要吃就吃容易消化的食物；要注意保暖；不要轻易禁食和辟谷（事实上，一个挺瘦的人根本不适合去禁食和辟谷）；避免吃那些难以消化的、会增加空和风元素的食物；有些补药可以食用，例如何首乌、当归等。

平时注意休息，不能太累；不要相信习练瑜伽就是持续不断地习练，习练时间越多越好；管好自己的下半身，不要过多地消耗自己的性能量，更不要纵欲（由于瓦塔体质的人体能有限，在性爱上，他们更适合提升性爱的质量而不是数量）；管好自己的心，控制好自己的情绪，不要思虑过度。

总之，对于偏瘦这一问题，需要标本兼治，既要管好外面的、进入的，又要管好里面的、出去的。有了这一指导原则，食补是最基本的方法。

顺便说，少数皮塔体质的人因为皮塔失衡，也可能会变得偏瘦。处理的基本方法也类似，基于皮塔进行食疗，这是最合适的。例如，要吃一些增加地（土）元素的食物，一些过于瓦塔型的食物，如沙拉等少吃，要尽可能吃熟食，吃容易消化的食物以及营养丰富的食物，还有合理食用补药，如何首乌、当归等。

另外，可以采用增重体位手印，操作方法：拇指、食指和小指指尖接触，其他两个手指自然放松伸直，双手同时做。

第十节　高血压

诊断：

高血压是一种常见的慢性病。当血液黏度增加、血液流速增大或血管壁受堵直径减小时，血压就会升高。根据阿育吠陀以及阿育吠陀瑜伽，高血压人群主要发生在卡法和皮塔体质的人那里。卡法体质的人因脂肪过多而容易造成动脉缩小而导致高血压。皮塔体质的人因为火元素的强大，加速血液运行而导致血压升高。另外，人的情绪不好会引发血管收缩，而暂时提升血压。

疗愈：

对于暂时性的血压升高，无须治疗。

方法一：食疗。了解体质，调理好饮食。如平时多食用青菜、洋葱、大蒜、灵芝、海带、醋、黑木耳、绿豆，多喝胡萝卜汁、脱脂牛奶，这些食物有助于降血压。要注意饮食要低盐、低脂。

方法二：本草法。对于皮塔体质的高血压，可以用芦荟、伏牛花、大黄根等。对于卡法体质的高血压，可以用辣椒、没药、洋葱、大蒜、益母草。对于瓦塔体质的高血压，主要采取补法，例如食用大蒜，每周一次食用一点丁香（加蜂蜜），用牛奶煎煮肉豆蔻。

方法三：一些有助于调整血压的体位，如单腿站立平衡式。

方法四：调息法，主要做清凉调息法、月亮脉贯穿法、左右脉经络净化调息法。

方法五：冥想法，如水冥想法。

方法六：遍行气手印法。具体方法是，将食指、中指和大拇指指尖接触，其他两个手指自然伸直。一天习练几次，每次15分钟。

第十一节　伤风感冒

诊断：

感冒有两大类：流行性感冒和伤风感冒。流行性感冒需要去看医生，而伤风感冒只要休息和自我疗愈就可以恢复。这里谈的是普通人说的伤风感冒。伤风感冒起病较急，潜伏期1~3天，主要表现为鼻部症状，如打喷嚏、鼻塞、流清水样鼻涕，也可能是咳嗽、咽干、咽痒、咽痛或灼热感。2~3天后鼻涕变稠，常伴咽痛、流泪、味觉减退、呼吸不畅、声嘶等。一般无发热及全身症状，或仅有低热、不适、轻度畏寒、头痛。

疗愈：

根据阿育吠陀以及阿育吠陀瑜伽，伤风感冒缘于水和风的失衡。

方法一：姜疗法（本草疗法之一）。就是用姜制作姜汤（里面放红枣等），一天食用三次，可以大大帮助我们疗愈感冒。

方法二：服用维生素C。

方法三：水疗法。每天保证喝足够量的温热水。喝水最佳时间是早中晚三餐之前30分钟，以及饭后2小时。此水不能用茶、咖啡、啤酒、各种饮料替代。

方法四：注意休息，不要做重的、难度大的瑜伽习练。

方法五：调息法。如风箱式住气法、左右脉经脉调息法。

方法六：太阳手印疗法。实践方法：无名指接触掌心大小鱼际之间，用拇指给折叠的无名指略为施压，其余手指自然伸直且排列成行。每天习练15分钟，一日2~3次。

第十二节　寒气

诊断：

导致寒气的原因：（1）气温变化大，人体受凉，没有及时将进入的寒气排出。（2）由于免疫力差，抵抗力差，身上缺乏能量，无法将寒气排出。

一个人身上需要有足够强大的特伽斯能量，给身体带来足够的热能，才可以抵抗身体之外的寒冷。人也需要有足够强大的普拉那能量，才能持续地提供能量，抵抗住体外的寒冷。如果人面对寒冷，身体能量出现了不平衡，这时人需要有足够强的奥伽斯能量，否则人在普拉那能量和特伽斯能量失衡情况下很容易得病。寒气进入人体，并不马上发作，而是会累积在身体的不同部位。它对人体的影响往往是持续性的。

疗愈：

方法一：避开寒冷的环境是最直接有效的。对于普通人来说，冬天保暖就是最简单的方法。保暖带来健康，我们需要充分利用各种保暖的形式来爱护自己的身体，例如避免淋雨，一旦被雨淋了，要及时换衣服，或弄干衣服。洗发之后要及时吹干，特别是在冬天，更加不可以让洗过的头发自然干。对于瓦塔和卡法体质的人要小心谨慎，不要轻易冬泳。

方法二：草本疗法。喝姜黄茶、姜茶。

方法三：饮食疗法。喝桂圆红枣姜丝汤，不吃冰镇饮料。

方法四：调息疗法。卡法体质的人适合做火呼吸或圣光调息。

方法五：观日拜日式。自然疗法中，除了多晒太阳，避免使用空调之外，可以做观日拜日式。这种拜日式是阿育吠陀瑜伽中内传的特别方法。

方法六：冥想法。火冥想法是非常有效的消除寒气的方法。

方法七：火供。如果条件许可，或在印度，参加火供是一种有效的排出寒气的方法。

方法八：精油和艾灸。根据体质差异，使用相应的精油，改善房间环境。临床表明，艾灸可以有效驱寒。

第十三节　失眠

诊断：

导致失眠的原因有：（1）各种疾病引起失眠。有时因为疾病，身体痛得根本睡不着觉。（2）生理性原因导致失眠。环境改变，如时差改变，长时间在车、船、飞机上，睡眠的地方光线太强，噪声太大，有异味，温度太高或太低，空气太干燥或太潮湿，这些都可能导致失眠。另外，某些生活方式和行为，如睡前过度运动、争论、喝茶、喝咖啡、吃太饱等也会导致失眠。（3）心理性原因，如焦虑和抑郁、神经衰弱会导致失眠。工作和生活的压力、紧张的人际关系、思虑过度、悲喜、过度关注自己的睡眠、持续强烈的精神创伤都可能导致失眠。（4）精神性原因，如精神分裂症会导致失眠。

不管是哪种形式的失眠，从阿育吠陀以及阿育吠陀瑜伽的角度看，失眠的核心原因是心意以及神经系统中风元素增强。

疗愈：

疗愈失眠的基本方式就是平息人心中以及神经系统中的风元素。

方法一：生活方式疗法。注意锻炼身体，培养良好的生活习惯，不要晚睡，中午休息不要睡太多。同时，要保证睡眠环境良好。还有，要明白睡眠法则：只有心睡了，身才容易睡。如果心不睡，身是很难睡下去的。

方法二：草本疗法。如服用由印度缬草、缬草根粉和洋甘菊混合而成的草本。

方法三：饮食疗法。如睡前喝温热牛奶（牛奶中可以放一点点肉豆蔻或杏仁）；或者睡前吃一小片面包加一小杯纯牛奶。平时，吃一些樱桃，喝番茄汁都是不错的选择。

方法四：调息疗法。例如上床后可以做脚后跟调息法或苏磨漂浮住气法。

方法五：睡眠手印疗法。操作方法是，可以站立或盘坐（单盘、双盘或散盘皆可），竖立拇指，弯曲食指，并让拇指和食指的第一节手指交叉接触，其他手指自然放松。两手同时做此手印。时间为15分钟。

方法六：精油辅助疗法。根据体质差异，使用相应精油，改善房间环境。例如，瓦塔体质的人可以使用的精油有薰衣草、肉豆蔻；皮塔体质的人可以使用的精油有檀香、玫瑰；卡法体质的人可以使用的精油有迷迭香、丁香。

第十四节 抑郁

诊断：

抑郁症是一种比较复杂的病症。轻度的抑郁症通过阿育吠陀瑜伽可以得到比较好的调理，重度的抑郁症需要医生治疗，需要高度重视。根据有的阿育吠陀专家的研究，抑郁症的根本原因是人能量不足。通常情况下，三种体质的人都会患上抑郁症，即瓦塔、皮塔和卡法三类抑郁症。瓦塔型的抑郁症通常和恐惧、焦虑、神经质、失眠联系在一起，因为瓦塔体质的人一旦能量失衡，这些都是很自然出现的现象。皮塔型的抑郁症通常和愤怒有关，也可能与害怕失败、失去控制力有关，因为皮塔体质的人具有好强意识、竞争意识，一旦在此过程中持续不断地陷入不利处境，就可能得抑郁症。卡法体质的抑郁症一般和肥胖、嗜睡、人生无意义感有关。

疗愈：

方法一：生活方式疗法。除了通常所说的改善生活方式之外，这里特别指人需要通过重新建立人际关系，甚至要彻底打破原有的人际关系，重建生活之路。有的人之所以得抑郁症，就是因为他或她原有的人际关系出现了严重的问题，一直走不出来。

方法二：食疗法。根据三种体质的差异，安排好一日三餐，有足够的合理的营养，可以促进身心平衡。同时，每天喝足够量的水。

方法三：本草疗法。例如瓦塔体质的人可以喝罗勒与鼠尾草制的茶。皮塔体质的人可以喝雷公根或银杏茶。卡法体质的人可以喝姜粉茶。

方法四：精油疗法。例如瓦塔体质的人可以用蓖麻油按摩头顶和脚底，尤其涌泉穴位置。皮塔体质的人可以用椰子油或葵花籽油按摩头皮和脚底，尤其涌泉穴位置。

方法五：体位法。根据体质做相应的体位。

方法六：调息法。根据体质做相应的调息。

方法七：手印法。可以做自信手印和生命力手印。自信手印操作方法是，拇指、食指和中指指尖接触，其他手指弯曲，自然放在手中，双手同时习练。生命力手印操作方法是，无名指、小指和拇指指尖接触，其他手指自然放松伸直。

方法八：智慧瑜伽疗法。可以通过阅读智慧瑜伽作品进行自我增强能量，也可以寻求合格的智慧瑜伽导师的帮助。

第十五节　逆龄

诊断：

有的人实际年龄30岁，但看上去似乎40岁，甚至50岁了。有的人实际年龄50岁，但看起来只有30多岁，40来岁。很多人都很关心自己的身体形象，希望自己看上去比实际年龄要轻一些。阿育吠陀瑜伽对于逆龄的理解比一般的理解更深入一些。

疗愈：

阿育吠陀瑜伽认为，人的年龄有不同的含义，有生理年龄、心理年龄、灵性年龄等。对于生理年龄，一般也是顺其自然，但它提供的指导可以帮助人们保持生理年龄相对年轻，而心理年龄则一定可以保持更加年轻而成熟。灵性年龄涉及的是人的内在灵性生命，体现出一种内在的生命之光，一般不具体谈。

方法一：生活方式疗法。阿育吠陀瑜伽倡导一种科学健康的符合人之体质的生活方式，客观上就可以让人保持相对年轻，因为他或她的能量可以得到稳定、平衡和滋养。

方法二：科学的饮食疗法。阿育吠陀瑜伽倡导人们的饮食原则是吃得对。只有吃得对，才能让人不仅健康，而且具有驻颜之效。同时，要求特别注意远离污染的空气、变质的水。

方法三：本草滋补疗法。根据人之体质差异，提供科学的营养滋补药或保健品。现在保健品很多，但需要科学利用，不要为了保健而保健。当我们对自己的身体有了科学的了解，才能找到合适的有效的滋补品或保健品，否则，不仅浪费钱，而且还会有副作用。

方法四：体位法。根据阿育吠陀瑜伽进行的体位习练具有养颜疗愈之效果。特别推荐木桩式，作为必备的习练内容。

方法五：调息法。基于阿育吠陀瑜伽的调息法（其中包含若干种特定的调息法），可以达到有效的养颜疗愈之功效。

方法六：冥想法。有一些特定的冥想法是专门服务于养颜的。根据不同人的实际情况，可以采纳一些特定的冥想法。

方法七：普拉那疗法。这是一种特别殊胜的养生疗法，有不同的形式和层次。如日月光疗法。

方法八：大爱疗法。这是一种特别殊胜的瑜伽疗法，本质上是一种摆脱自我束缚获得生命扬升的方法。一个人一旦解除了内在的"我执"，将会给她或他的身心健康带来极大的影响。人因爱而美丽，因爱而充满生命之光。

方法九：女性专用逆龄养生法。如萨克提能量调息、卵巢调息法。

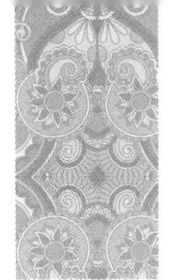

结　语

　　在上篇，立足我们的身体，揭示人的体质之差异。透过体质的差异探讨人生的各个维度之有机结合。人的健康是外在的也是内在的，我们可以从生活方式、饮食、体位、调息、冥想、安住自我以及身心疗愈诸方面来综合考察，从而让人的身心健康真正得以保障。

　　敏锐的读者可以理解到，这部分是独立并完整的。但这些涉及人的各个方面，我们需要有一种思想将它们有机地整合起来。在长期的研究和实践中，我们也慢慢发现，这部分涉及的多个方面本质上是对人生命的一种有效管理的具体落实。在下篇，立足生命的管理，通过《瑜伽经》的整体性研究，让我们在一个更高的层面上理解阿育吠陀瑜伽所要追求的更高境界——真正实现生命的有效管理，成为一个有趣的灵魂。

下篇⋯⋯。有趣的灵魂

瑜伽,生命管理术

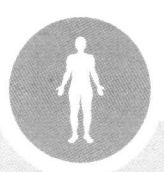

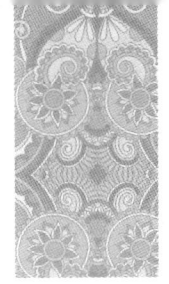

引　言

中国和印度是两大文明古国,拥有极其辉煌灿烂的哲学和文化。国际学界有一个看法,即21世纪是中国和印度的世纪。对于处在世纪开端的中国学者来讲,对印度的研究具有极为重要的时代意义。

印度文明,在某种意义上,可被理解为一种"瑜伽文明"。通过瑜伽哲学理解印度以及印度传统是非常重要的路径。要真正认识印度,就需要正确认识印度的瑜伽哲学文化。瑜伽派哲学是古印度正统六派哲学中重要的派别之一。某种程度上,甚至可以说,不理解瑜伽哲学就难以理解印度和印度传统。

瑜伽哲学发端于吠陀经典,尤其是《奥义书》《薄伽梵歌》等。而瑜伽哲学作为一种哲学派别,则是基于帕坦伽利(Patañjali,亦译为钵颠阇利)的《瑜伽经》。大概在4世纪之后,哈达瑜伽开始得到发展,并在后来逐渐出现了一些哈达瑜伽典籍,如《格兰达本集》

《哈达瑜伽之光》《湿婆本集》《杲拉夏夏塔可姆》《达塔特列雅的瑜伽经》《比迦姆瑜伽》《玛谭达瑜伽》《罗挚雅那瑜伽》《维夏雅瑜伽》《瓦希斯塔本集》《宾度瑜伽》《哈达瑜伽本集》《坦特罗瑜伽》,等等。

印度本土对瑜伽派哲学的研究可谓是汗牛充栋。自瑜伽派的代表性经典帕坦伽利的《瑜伽经》问世以来,历史上对《瑜伽经》的阐释就有若干重要的注释版。古代印度毗耶娑(Vyāsa,广博仙人)、弥室罗(Vācaspati Miśra)、薄阇(Bhoja)、识比丘(Vijñāna Bhikṣu)等学者,都对《瑜伽经》的研究做出了重要贡献。但是,帕坦伽利的瑜伽,作为一个活的、有着传承的传统在13世纪或14世纪之后从人们的视野中消失了。到了20世纪初,在斯瓦米·哈瑞哈拉南达·阿冉雅(Swāmī Hariharānanda Āraṇya)①的努力下恢复了帕坦伽利瑜伽传统。

《瑜伽经》为当代人所关注和熟悉,要归功于第一个在西方传播智慧瑜伽的瑜伽士辨喜(Swāmī Vivekānanda)。辨喜在西方出版了他的《胜王瑜伽》,在这本书中,他翻译了《瑜伽经》,同时他对胜王瑜伽做了系统性的阐发。学界普遍认为《胜王瑜伽》是辨喜最重要、影响也最为深远的一部作品。现当代瑜伽士艾扬格(B. K. S. Iyengar)、斯瓦米·韦达·巴拉蒂(Swāmī Veda Bhāratī)等,对瑜伽经哲学都进行了深入探讨和现代阐释。

西方学界对印度瑜伽派哲学的研究基本上发端于对古印度正统六

---

① 斯瓦米·哈瑞哈拉南达·阿冉雅(1869—1947)是印度莫图布尔 Kapil Math 的创建者。他对帕坦伽利《瑜伽经》的重要贡献就是他出版了 *Yoga Philosophy of Patañjali with Bhāsvatī* 一书。

下　篇　有趣的灵魂——瑜伽，生命管理术

派哲学的研究。随着瑜伽这一实践在全世界的流行并成为一种现象，西方学界和瑜伽界对瑜伽哲学研究——无论是哲学理论还是实践方法等方面都做出了卓有成效的贡献。费厄斯坦（George Feuerstein）、布赖恩特（Edwin F. Bryant）等学者对《瑜伽经》的综合性研究具有重要的瑜伽哲学理论贡献。

我国"自古以来就有研究印度宗教文化的传统，但古代和近现代中国人接触较多的是印度的佛教。而实际上，印度历史上占主导地位的宗教是婆罗门教或印度教，印度近现代绝大多数民众（百分之八十以上）信奉的是新婆罗门教（即印度教）"①。尽管瑜伽派作为印度正统六派哲学之一，以及"瑜伽"这一实践方法，无论在哪一派中——包括在佛教中，都是共同的实践方式之一，但国内对瑜伽派哲学文本的直接研究还不多见。

当代开启瑜伽典籍研究之先河的是徐梵澄先生。徐先生一生翻译了大量重要的奥义书传统著作，包括瑜伽类作品，如《瑜伽顶奥义书》《瑜伽真性奥义书》《禅定点奥义书》《瑜伽论》（阿罗频多）等。张保胜、黄宝生、王志成、邱显峰等翻译了《薄伽梵歌》。《瑜伽经》的翻译则有姚卫群、邱显峰、王志成、陈景圆、嘉娜娃、王东旭、朱彩红等不同版本。《哈达瑜伽之光》则有了邱显峰、王志成、吴烈兴、蔡孟梅、常虹等人的译本。我们还可零散地在诸如《印度哲学史略》（黄心川）、《古印度六派哲学经典》（姚卫群）、《印度哲学史略》（汤用彤）、《印度哲学——吠陀经探义与奥义书解析》（巫白慧）、《印度禅》（方广锠）等专家的著作中，略窥瑜伽哲学

---

①　姚卫群著：《印度宗教哲学概论》，北京：北京大学出版社，2006年，前言第2页。

195

的大致框架。另外，有李建欣的博士论文《印度古典瑜伽哲学思想研究》、王慕龄的博士论文《印度瑜伽经与佛教》等。但目前的研究处于初级阶段，还有很大的探索空间，例如还可以从回应当今时代的要求、从瑜伽本身的特征——生命管理的实践哲学这一层面出发，对瑜伽派哲学进行现代哲学理论研究和实践哲学的阐释。

目前，中文版的《瑜伽经》主要有以下十八种：

姚卫群译本：《古印度流派哲学经典》（北京：商务印书馆，2003年）。此译本的翻译非常学术，但基本上没有注释。

陈景圆译本：《巴坦加里的瑜伽经》（合肥：黄山书社，2007年）。此书译自倡导整合瑜伽的沙吉难陀（Swami Satchidananda）大师的《瑜伽经》译注本。译者为中国台湾人，一些用词和大陆的用词有不小差异。但此书在中国大陆影响甚大。该书也在商务印书馆出版了新的版本。

邱显峰译本：《胜王瑜伽经详解》（台北：喜悦之路静坐协会，2007年）。

冀文珍译本：《现在开始练习瑜伽》（辨喜著，北京：中国华侨出版社，2008年）。此书内容就是辨喜的《胜王瑜伽》内容。

嘉娜娃译本：《图解瑜伽经》（西安：陕西师范大学出版社，2007年）。此书基于美国霍华德·J. 瑞斯尼克（Howard J. Resnick）《瑜伽经》译注本。中文版是图文版，较有吸引力。此书的翻译和注释都基于奉爱宗理念。2017年中国社会科学出版社重新出版了此书，但去掉了图解内容，只有《瑜伽经》的翻译以及注释。

清河新藏译本：《瑜伽经》（台北：经史子集出版社，2009年）。此译本的注释中提供了很多有参考价值的信息。

陈丽舟、朱怡康译本：《瑜伽之心》（德斯卡查尔著，北京：电子工业出版社，2014年）。

黄宝生译本：《瑜伽经》（北京：商务印书馆，2016年）。此译本中包含了有关《瑜伽经》最重要的注释版，就是毗耶娑对《瑜伽经》的评注。

王志成、杨柳译本：《现在开始讲解瑜伽：〈瑜伽经〉权威阐释》（成都：四川人民出版社，2006年）。该译本的哲学立场是吠檀多的，是从吠檀多哲学的视角翻译和解读《瑜伽经》。该书已经产生不小的影响，2016年商务印书馆出版该书的修订版，改书名为《帕坦伽利〈瑜伽经〉及其权威阐释》。

夕阳著：《〈瑜伽经〉禅修要诀》（北京：中央编译出版社，2016年）。

王东旭、朱彩红译本：《帕坦伽利瑜伽经之光》（海口：海南出版社，2016年）。作者是艾扬格先生。此书的一个特点是每个梵文单词都有对应翻译参考。

石宏译本：《〈瑜伽经〉三摩地篇述要》（斯瓦米韦达著，北京：中央编译出版社，2017年）。此书是对《瑜伽经》第一章的翻译和注释。

石宏译本：《〈瑜伽经〉白话讲解：行门篇》（斯瓦米韦达·巴拉蒂著，台北：橡实文化出版，2017年）。此书是对《瑜伽经》第二章的翻译和注释。

潘麟译本：《〈瑜伽经〉直解》（北京：中央编译出版社，2017年）。

多杰译本：《瑜伽之书》（格奥尔格·福伊尔施泰因著，闻风、朱彩红、黄祺杰译,海口:海南出版社,2017年)。

朱彩红译本:《〈瑜伽经〉讲什么》(岚吉著,成都:四川人民出版社,2018年)。此译本属于解释性译本。该作品也是国外学者在中国从事瑜伽研究的第一篇博士论文。岚吉在浙江大学获得博士学位,是该大学人文学科领域出版著作的第一位留学生。

王志成译本:《〈瑜伽经〉直译精解》(成都:四川人民出版社,2019年)。

曹政译本:《胜王瑜伽》(斯瓦米·辨喜著,北京:商务印书馆,2019年)。此书分两大部分,第一部分是辨喜从吠檀多立场系统阐发了胜王瑜伽,从此胜王瑜伽成了吠檀多传统中的一个修持进路。第二部分是辨喜对《瑜伽经》的翻译和注释。

国际上对《瑜伽经》的研究可谓汗牛充栋,上述多个译本的原著就是国际上著名的注释版。我们选择一些重要的版本和研究作品,供大家参考:

1. Āraṇya, Hariharānanda (trans. P. N. Mukerji). *Yoga Philosophy of Patañjali*. Calcutta: University of Calcutta. (3rd ed.) 1981.

2. Baba, Bengali. *The Yoga Sūtras of Patañjali with the Commentary of Vyasa*. Delhi: Motilal Banarsidass. 1976.

3. Ballentyne, J. R. and Sastri, Govinda Deva. *Yoga Sūtras of Patañjali*. Delhi: Akay Book Corporation, 1980.

4. Bouanchaud, Bernard(trans. Rosemary Desneux). *The Essence of Yoga: Reflections on the Yoga Sūtras of Patañjali*. Delhi: Sri Satguru Publications. 1997.

5. Bhāratī, Swāmī Veda. *Yoga Sūtras of Patañjali: With the Exposition*

of *Vyasa*. Vol. 1. Jhunsi: Himalayan Institute India. 1986.

6. Bhāratī, Swāmī Veda. *Yoga Sūtras of Patañjali: With the Exposition of Vyasa*. Vol. 2. Delhi: Motilal Banarsidass Publishers. 2001.

7. Bon Giovanni, Johnston, Charles. *The Yoga Sūtras of Patañjali - The Threads of Union*. Net lancers Inc. 2012.

8. Bryant, Edwin F. *The Yoga Sūtras of Patañjali: A New Edition, Translation, and Commentary with Insights from the Traditional Commentators*. New York: North Point Press. 2009.

9. Carrera, Reverend Jaganath. *Inside the Yoga Sutras*. Yogaville: Integral Yoga Publications, 2006.

10. Feuerstein, George. *The Yoga Sūtras of Patañjali, a New Translation and Commentary*. Rochester: Inner Traditions International. 1979.

11. Iyengar, B. K. S. *Light on the Yoga Sūtras of Patañjali*. London: HarperCollins. 1993.（即中文版《帕坦伽利瑜伽经之光》）

12. Iyengar, B. K. S. *Core of the Yoga Sūtras: The Definitive Guide to the Philosophy of Yoga*. London: HarperCollins. 2012.（即中文版《瑜伽经的核心》）

13. Jha, Pt. Ganga Nath(trans.). *Yogasarasangraha of Vijnanabhiksu*. Delhi: Parimal Publications. 2004.

14. Leggett, Trevor. *Śaṅkara on the Yoga Sūtras*. Delhi: Motilal Banarsidass Publishers. 1992.

15. Nithyananda. *From Ignorance to Enlightenment: Nithyananda Talks on Patañjali's Sūtras*. Bangalore: Nithyananda Foundation. 2005.

16. Prabhavananda, Swami, Isherwood, Christopher. *The Yoga Aphorisms of Patañjali*. California: Vedanta Society of Southern California. 1953.（即中文版《帕坦伽利〈瑜伽经〉及其权威阐释》）

17. Prasāda, Rāma. M.A. *Patañjali's Yoga Sūtras with the Commentary of Vyāsa and the Gloss of Vācaspati Miśra*. Oriental Books. 1982.

18. Ranganathan, Shyam. *Patañjali's Yoga Sūtras: Translated from the Sanskrit with An Introduction and Commentary*. New Delhi: Penguin Books. 2008.

19. Raphael. *The Regal Way to Realization(Yogadarśana)*. New York: Aurea Vidyā. 2012.

20. Remski, Matthew. *Threads of Yoga: A Remix of Patañjali's Sūtras*. 2012.（无出版社信息）

21. Saraswati, Swami Satyananda. *Four Chapters on Freedom: Commentary on Yoga Sūtras of Patañjali*. Yoga Publications Trust. 1976.

22. Satchidananda, Swami. *The Yoga Sūtras of Patañjali*. Virginia: Integral Yoga Publications. 1990.（即中文版《巴坦加里的瑜伽经》）

23. Shankar, Sri Sri Ravi. *Patañjali Yoga Sūtras*. Sri Sri Publications Trust. 2008.

24. Shearer, Alistair. *The Yoga Sūtras of Patañjali*. New York: Bell Tower. 2002.

25. Whicher, Ian. *The Integrity of the Yoga Darśana: A Reconsideration of Classical Yoga*. New York: State University of New York Press. 1998.

26. Woods, James Haughton (Trans.). *The Yoga Sūtras of Patañjali*. Courier Corporation. (Reprint) 2012.

中国对《瑜伽经》的研究成果,除了上述提到的《瑜伽经》译本和注释版之外,还有三部博士论文以及在不同著作中涉及《瑜伽经》的研究:

李建欣著:《印度古典瑜伽哲学思想研究》(北京:北京大学出版社,2000年)。李建欣对《瑜伽经》的基本范畴、瑜伽心理学、瑜伽伦理学以及瑜伽行法进行了研究。

王慕龄著:《印度瑜伽经与佛教》(北京:宗教文化出版社,2012年)。王慕龄具体研究了《瑜伽经》文本的思想,同时和佛教进行了具体的比较。

岚吉著:《〈瑜伽经〉讲什么》(朱彩红译,成都:四川人民出版社,2018年)。岚吉除了重新翻译了《瑜伽经》,还从哲学概念、心理学概念以及修习概念三个方面深入研究了《瑜伽经》。

方广锠著:《印度禅》(杭州:浙江人民出版社,1998年),第三章。

黄心川著:《印度哲学通史》(上册)(洛阳:大象出版社,2014年),第十章。

姚卫群著:《印度宗教哲学概论》(北京:北京大学出版社,2006年),第六章。

孙晶著:《印度六派哲学》(北京:中国社会科学出版社,2015年),第四章。

徐远和、李甡平、周贵华、孙晶主编:《东方哲学史》(中古卷)(北京:人民出版社,2010年),第二章。

艾扬格著，王东旭译：《瑜伽经的核心》（海口：海南出版社，2017年）。

吴学国著：《奥义书思想研究》（第五卷）（北京：人民出版社，2017年）。在该书第三部第二章"奥义书与瑜伽思想"中，对《瑜伽经》有不少研究。

我的研究试图在这一已有背景下直接深入帕坦伽利《瑜伽经》哲学文本本身，分析瑜伽派哲学的理论本源、哲学基础及其实践，深化我国东方哲学研究体系中瑜伽派哲学理论研究，回应瑜伽这一时代现象，为我国正在流行的"瑜伽热"现象的管理及瑜伽实践的流行和正念传播，提供第一手经典文本解读，以期对瑜伽在我国的流行起正面的引导作用，并为促进瑜伽中国本土化发展提供实践借鉴。

在这一研究中，我们并没有把注意力简单地放在诸如其他瑜伽学者或瑜伽士对《瑜伽经》所做的解读和探索上，而是从生命整体出发，从生命管理的实践哲学这一最新的视角，或者也可以说结合吠陀这一非常古老的文化视角，来整体性地审视《瑜伽经》哲学，以使它在这个时代发挥更大的文明对话的功能以及生命管理的实践功能。我们希望这一具有跨学科性质的研究，不仅可以促进人们对《瑜伽经》的学术研究，而且还可以帮助广大瑜伽爱好者更好地认识《瑜伽经》，更有效地进行有深度和厚度的瑜伽习练。

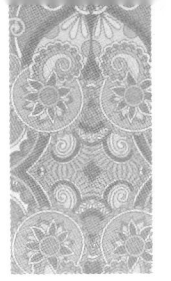

第一章

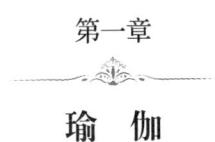

瑜　伽

　　瑜伽（Yoga）在当今是一种相当流行的文化和运动现象。但大部分人对瑜伽的历史和真实情况并不十分了解，他们所谈的瑜伽很多只是停留在身体的体位锻炼的层面上。然而，瑜伽作为一种哲学现象具有悠久的历史。定义瑜伽其实也相当困难。

　　在相当繁杂的瑜伽家族里，对瑜伽有两种典型的理解：一是把瑜伽理解为"联结"或者"合一"。这一理解，基本上来自于印度奥义书传统或者正统六派哲学中最重要的一派即吠檀多派的哲学传统。其基本的含义是，个体生命或个体自我和永恒自我或绝对实在即阿特曼（ātman）或永恒本体梵（Brahman）的"联结"或者"合一"。另一种则是把瑜伽理解为"分离"（viyoga），这一理解，基本上来自数论哲学传统和瑜伽派哲学传统，也即帕坦伽利持有的立场，即瑜伽"分离说"。

　　印度神话认为，瑜伽没有历史，也就是说瑜伽是永恒的。但人们所理解的瑜伽则是有历史的。最初的瑜伽似乎可追溯到印度古老的哈拉帕文明。在印度考古中，人们发现了很多印章，其中有些印章上刻着有角的神，并且，神是以"瑜伽士"的体式姿势安坐着，其中，有一枚很特别的被称为"兽主"的印章。"兽主"印章刻着坐在底座上的一位神，这位神的周围围绕着四种动物，即象、虎、犀牛和水牛，底座下可能是另外一种动物羚羊。印度人普遍认为，这位神就是希瓦大神（湿婆神），人们认为他就是最初的瑜伽士和兽主。这位神的瑜伽体位难以确定，但可能是通常的瑜伽体式蝴蝶坐或牧牛式。

  印度吠陀时期的瑜伽，大多数包含着或者体现的是"苦行"。根据国内学者赵国华的研究，"苦行"是一种原始的宗教行为，本质上源于男根崇拜。[①]但根据美国瑜伽哲学学者大卫·弗劳利（David Frawley）的研究，早期的吠陀文化中充满了瑜伽思想，远不是人们想的那么简单。弗劳利在《吠陀瑜伽——仙人之路》中系统阐述了吠陀唱诵瑜伽、吠陀冥想瑜伽、吠陀虔信瑜伽，并基于吠陀诸神的特点阐发了诸如吠陀火瑜伽、吠陀苏磨瑜伽以及因陀罗瑜伽。[②]不过，古老的瑜伽历史和实践是否真如弗劳利所研究的那样，我们还不得而知。

  《奥义书》时代，瑜伽更多地体现为一种"联结""相应"的哲学。这种相应哲学，强调"个我"（jīva，灵魂，吉瓦）和至上自我（ātman，阿特曼）之间的"联结"或者"合一"才是人生的最高目标，这种"联结"的状态则是人们所能获得的最终的自由。根据奥义书哲

[①] 赵国华著：《热与光：苦行与精进》，载《南亚研究》，1991年第4期。

[②] David Frawley, *Vedic Yoga: The Path of the Rishi*, Twin Lakes: Lotus Press, 2014.

学，或根据吠檀多哲学，至上自我（阿特曼）和至上原则梵是同一的，而"个我"与至上自我（阿特曼）具有同一性。可以说，至上自我（阿特曼）或至上原则梵才是人的真正自我，而人则因为摩耶（māyā）的限制或者功能或者作用，"忘却"了自己就是至上自我（阿特曼）或至上原则梵，于是陷入轮回，并经受重重烦恼或者痛苦。历史上，瑜伽的修持或者实践、习练，就是要让这个处于"无明"之中的"个我"回归真正的自我，达到"梵我一如"的境界。

《奥义书》时代之前的瑜伽哲学理论及其实践哲学非常散乱，也非系统化、体系化。但到了奥义书时代，瑜伽修持的理论和实践开始了系统化、体系化的进程。例如，在《弥勒奥义书》中，瑜伽的方法是瑜伽六支：即"调息、制感、沉思、专注、思辨和入定"[①]。这一瑜伽六支思想可能影响了帕坦伽利的瑜伽八支思想，即"禁制、劝制、坐法（体位）、调息、制感、专注、冥想和三摩地"。《弥勒奥义书》还定义了瑜伽，它认为"气息、思想和各种感官合一，摒弃一切事物，这称为瑜伽"[②]。

《薄伽梵歌》时代，瑜伽的概念得到了极大的扩展。《薄伽梵歌》的十八章，分别为十八个"瑜伽"，概括起来，《薄伽梵歌》呈现了主要的瑜伽形态，即行动瑜伽、智慧瑜伽和虔信瑜伽。

行动瑜伽，Karma Yoga，也称为"业瑜伽""羯磨瑜伽""有为瑜伽"。其本质就是在安住至上自我的基础上不执着于行动的结果或果实，有点类似于曾国藩所说的"莫问收获，但问耕耘"。人为何能做到不执结果呢？对于瑜伽有神论者，他把结果归于他的神，由他的

---

① 黄宝生译：《奥义书》，北京：商务印书馆，2010年，第377页。
② 黄宝生译：《奥义书》，北京：商务印书馆，2010年，第380—381页。

神处置，一切都安住在他的神那里。而对于那些没有信仰神的人，则可立足于人道主义、立足于服务众生这一基础上。

智慧瑜伽，Jñāna Yoga，也称为智瑜伽。在《薄伽梵歌》哲学中，"智慧瑜伽"的理论基础是数论哲学。数论哲学认为，世界的构成有两个本体，一是原质，一是原人。原质变动不居。通过瑜伽修持，要认识到自己不是原质、不是现象中的一切，不为世界现象所左右，要认识到自己本是不朽的原人，是纯粹的意识。《薄伽梵歌》中的智慧瑜伽基本上属于这一数论意义上的智慧瑜伽。但随着吠檀多哲学地位的不断上升并逐渐在六派哲学中占据主流，这一智慧瑜伽的哲学重心转向了吠檀多哲学，即瑜伽就是认识到自我和至上自我阿特曼的同一性。

虔信瑜伽，Bhakti Yoga，也称为奉爱瑜伽、信瑜伽。这一瑜伽的特点是，通过人对自己所选择的神（择神）的虔诚信仰，得到神的眷顾（恩典），最终获得解脱。在虔信的过程中，哲学的知识、各种具体的修持方式、轨仪或仪式等并不是最重要的，最重要的是和信仰的择神之间建立起真正的爱的关系。

古典瑜伽时代，也就是帕坦伽利编撰《瑜伽经》的时代，瑜伽的核心是冥想，通常也被视为"胜王瑜伽"（Rāja Yoga）。胜王瑜伽的思想在《薄伽梵歌》中也有所体现，但人们通常把《瑜伽经》视为"胜王瑜伽"经典。然而，也有不同的说法。根据巴迦纳南达（Swami Bhajanananda）的研究，帕坦伽利的《瑜伽经》体现的并不是"胜王瑜伽"哲学，而是帕坦伽利瑜伽哲学，即阿斯汤迦瑜伽。我们不直接参与这一"胜王瑜伽"主题的争论。我们还是沿用通常的理解，即把《瑜伽经》理解为"胜王瑜伽"经典。

帕坦伽利《瑜伽经》只有196节经文①。但它包含了丰富的数论哲学思想。从经文看，帕坦伽利显然是个现实主义者，他没有满足于单纯的数论哲学理论，认为单纯的理论知识并不能解决现实的实际问题。同时，帕坦伽利也没有拘泥于数论哲学，他根据实际和实践的需要，吸收其他哲学思想资源，提出了他自己的新思想和新范畴。

大约在4世纪之后，印度出现了哈达瑜伽。后来形成的代表经典主要有《哈达瑜伽之光》《瑜伽百论》《格兰特本集》《希瓦本集》等。但在印度实践哈达瑜伽的多是当时社会底层之人，人数也比较有限。经过近代以来的瑜伽变革，哈达瑜伽几乎脱离了它自身原本的核心追求，当下的哈达瑜伽几乎已经成了一种单纯的健身运动形式。它更多的是和"体育"接轨，而非和古代印度文化哲学中的"解脱""觉悟""自由"之理想结合。因此，我们在很大程度上需要区分古典哈达瑜伽（通过身体的瑜伽）和当代（流行的）哈达瑜伽（身体的瑜伽）。

现代瑜伽事实上越来越多元化。各种形式的瑜伽都会有一批人选择。但总体上来讲，当代哈达瑜伽占据了重要的甚至是主导性的地位，成了瑜伽家族中的"老大"。

不过，当代哈达瑜伽这一身体性的转变，却使得越来越多的人关注瑜伽、习练瑜伽，他们所理解的瑜伽就是他们习练的瑜伽。于是，在瑜伽家族里，原来哈达瑜伽只是一个很小的家族成员，经过持续的变革，如今似乎成了瑜伽家族里最大、最重要的成员。对于绝大多数的人们来说，谈论瑜伽就是谈论哈达瑜伽，或者就是谈论当代意义上的哈达瑜伽，也就是身体的瑜伽。

---

① 依据不同的断句方法，有的版本的《瑜伽经》为195节经文。

我们可以从奥义书对人体的认识出发来理解"瑜伽"。《泰迪利耶奥义书》告诉我们，人有五个身体，即粗身鞘、能量鞘、心意鞘、智性鞘和喜乐鞘。人的觉悟，或人的解脱，就是要摆脱这五鞘对人的钳制，就是要认识到人自身的真正本性乃是纯粹意识，就是金光灿灿的阿特曼这一永恒不变的绝对意识。

从瑜伽实践来看，瑜伽家族中不同的瑜伽似乎针对的是不同的鞘，不同的瑜伽流派差异则是偏重或者偏向某个鞘。例如，古典哈达瑜伽主要侧重于能量鞘。但当下现实中，人们可能认为哈达瑜伽侧重于粗身鞘。行动瑜伽侧重于心意鞘。智慧瑜伽侧重于智性鞘。虔信瑜伽侧重于喜乐鞘。帕坦伽利瑜伽的重点是对心（意）的约束或控制，显然它更侧重于心意鞘。

可以说，作为一种实践哲学技术，瑜伽是通过对身体某个部分予以约束、控制，使得人们达成一种自我（意识）的转化或提升。瑜伽关心的是生命的垂直维度。基于这一理解，瑜伽这一概念，就绝不会局限于诸如体位、调息。其实，《薄伽梵歌》的十八章内容就分别代表了十八种瑜伽。[1]然而如今，人们大多数人不再关心所谓"真正的瑜伽"，而是关心或在乎古典哈达瑜伽的修习手段本身，把古典哈达瑜伽"通过身体的瑜伽"转变成了"身体的瑜伽"。

---

[1] 马赫什·帕布著，王志成、曹政译：《吠陀智慧》，成都：四川人民出版社，2018年，第61—77页。

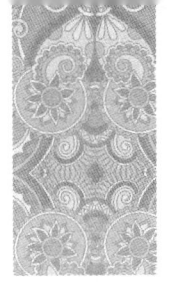

第二章

解释视角

帕坦伽利《瑜伽经》是印度古代正统六派哲学之一瑜伽派的经典。该书出现的时间在学术界是有争议的。

一种观点认为,《瑜伽经》出现在公元前2世纪,原因是当时有同名的瑜伽文法书出现。瑜伽文法书和《瑜伽经》的作者被视为同一人,即帕坦伽利。

一种观点认为,《瑜伽经》出现在公元5世纪。此观点目前已经不为多数人认可。

还有一种观点认为,《瑜伽经》出现在公元前4世纪或更早,理由是大约公元前4世纪的考底利耶(Kautilya)在《政事论》中把瑜伽视为一个正式的重要哲学流派。

在本研究中,我们并不关注帕坦伽利《瑜伽经》出现的具体时间,事实上,也不可能得出最终的结论。我们暂且把它视为公元前2世纪出现的作品,而不再拘泥于更多的争论。

作为瑜伽派的经典，有研究认为《瑜伽经》的哲学理论基础来自数论哲学（六派哲学之一），也有的研究认为它受到了佛教、耆那教等宗教的影响。这些研究很有学术意义，①但对于瑜伽实践修持者的意义并不大。作为一个流派的经典，瑜伽派应是一个自足、自洽的系统。如果要从内部了解和经验古典瑜伽的精髓，就应该把《瑜伽经》视为一个自足、自洽的文本系统。各种哲学问题都应该在这一文本系统内得到解释。

一个真理，首先要考虑的是它在自身系统内的真。就《瑜伽经》而言，它所谈论的"真理"首先要在《瑜伽经》中自足，才有可能确定其真。基于这样的理解，我们在本研究中，目的不是研究诸如《瑜伽经》中某节经文是否是命题意义上的真，即是普遍的、无条件的真，还是经验意义上的真，即基于具体条件的、语境的真，我们侧重关心的是《瑜伽经》系统内部文本—语言学意义上的"真"②。这使得我们对《瑜伽经》的研究不是基于一种"批判"、一种"质疑"，而是基于一个权威的自足的文本系统。

历史上，对帕坦伽利《瑜伽经》的注释、评论有多种，具有代表性或比较重要的有：

毗耶娑对《瑜伽经》的注疏：《瑜伽注》或《毗耶娑注疏》（约5世纪）。此毗耶娑和印度大史诗《摩诃婆罗多》的作者同名，但他们应该不是同一人。毗耶娑的哲学立场：数论。

弥室罗对《瑜伽论》的复注：《真理明晰》（9世纪）。弥室罗

---

① 参见Shyam Ranganathan, *Patañjali's Yoga Sūtra with An Introduction and Commentary,* India: Penguin Books, 2008, PartII & III。

② 关于这一方法论的讨论，参见George A. Lindbeck, *The Nature of Doctrine*, Philadelphia: The Westminster Press, 1984, chapter 2。

的哲学立场：数论。

薄阁的注释和评论：《薄阁评注》（10世纪）。薄阁的哲学立场：数论。

识比丘的复注：《瑜伽复注》（16世纪）。识比丘的哲学立场：吠檀多。

辨喜对《瑜伽经》的注释和释论：《胜王瑜伽》（19世纪）。辨喜的哲学立场：吠檀多。此书分两大部分，前一部分是辨喜完全从吠檀多立场阐发的"胜王瑜伽"，后一部分则是对帕坦伽利《瑜伽经》的翻译和解释。

斯瓦米·哈瑞哈拉南达·阿冉雅对《瑜伽经》的系统注释和释论。哈瑞哈拉南达完全基于数论来翻译、解释《瑜伽经》以及毗耶娑的《瑜伽注》，其代表作品是 *Yoga Philosophy of Patañjali with Bhāsvatī*。

20世纪下半叶，随着瑜伽在全球范围的不断兴盛，对《瑜伽经》的译本和注释版也在不断增多，出现了众多的西方学者或者瑜伽学者的翻译和注释版。

毫无疑问，不管是传统上对《瑜伽经》做数论视角的注释，还是做吠檀多视角的解释，也不管其他学者从各自的立场、从彼此有差异的视角注释或研究《瑜伽经》，它们都在不断丰富我们对《瑜伽经》的认识，也让我们慢慢形成了基于《瑜伽经》文本所建构的"瑜伽经"世界。

传统上，《瑜伽经》是一部瑜伽修持的指导性著作，目的是为了达到三摩地。《瑜伽经》计分四章：

第一章，论述瑜伽的目标，即三摩地，用现代语言说就是获得

"自由"。

第二章，论述达成瑜伽目标的修持方法，涉及克里亚瑜伽以及八支瑜伽的前五支。

第三章，论述八支瑜伽的后三支，以及修习瑜伽所能带来的效能或力量。

第四章，论述生命的最后归宿即自由，即"独存"。

《瑜伽经》经文不多，总计只有196节。总体上，如今我们更多地把它视为一部生命管理的指导性著作。整个文本的要点，可以参见以下《瑜伽经》提要图表：

《瑜伽经》提要

第一章　三摩地篇

经文章节	主题
1-4	瑜伽的定义
5-11	心的五种波动：正知、谬误、想象、睡眠和记忆，可能的效果（痛苦或不痛苦）
12-14	约束心的波动的方法：修习
15-16	不执的效果（有意识的不执） 最大的不执是认识原人（普鲁沙）
17-18	两类三摩地：有智三摩地和无智三摩地
19	实现三摩地的不同可能
20	达成三摩地的手段：信、力、念、慧
21-23	什么人可以达成三摩地
24-28	确立自在天原则：特殊存在、知识无限、导师的导师、超越时间、Om表达

续表

经文章节	主题
29	觉知向内，消除障碍
30-31	散乱的源头：心的外在化 散乱的特点：悲伤、失望、身体颤抖、呼吸不匀
32-39	消除散乱的七种方法或真理
40	心理力量及其限制
41	三元组：认知者、认知、认知对象
42	有寻三摩地
43	无寻三摩地
44	有伺三摩地、无伺三摩地
45-46	细微对象扩展到无显现状态的阶段
47-48	无伺三摩地的状态/特征
49	经验知识不同于（三摩地中的）直觉知识
50	有种三摩地
51	无种三摩地

第二章 修习篇

经文章节	主题
1	克里亚瑜伽：苦行、自我研习、顺从自在天
2	克里亚瑜伽的效果：削弱痛苦，走向解脱
3-9	痛苦：无明、有我、贪恋、厌弃和惧怕死亡
10-11	消除痛苦的方法：分解还原、冥想
12-14	痛苦的后果

续表

经文章节	主题
15	对有分辨力的人,一切皆苦
16	未来的痛苦是可以避免的
17	痛苦的原因
18	什么是可经验的,经验对象的存在意义
19	三德四阶段:有特征、无特征、分化、未分化
20	见者
21-23 其中:22	所见 三德呈现表象的目的 所见的对象
24	原人(普鲁沙)对自我的遗忘
25	消除无明
26-28	解决之道
29	瑜伽八支
30	禁制:不杀生、不说谎、不偷盗、不纵欲、不贪婪
31	瑜伽士誓言
32	劝制:纯净、满足、苦行、研读、敬神
33-34	处理消极思想;消极思想的后果
35-39	禁制的果实
40-45	劝制的果实
46-47	坐法
48	坐法的效果
49-51	调息

续表

经文章节	主题
52-53	调息的效果
54-55	制感

第三章 力量篇

经文章节	主题
1-3	八支瑜伽的后三支：专注、冥想、三摩地（三支的合一叫专念）
4-6	专念
7-8	内在被视为外在
9-16	目击更精微的转变：专念，专注特定脉轮，获得能力
17-37	专念带来的经验
38	和细微经验的关系
39-49	专念带来更多的成就
50-52	不执带来解脱
53-56	专念的终极力量

第四章 解脱篇

经文章节	主题
1	力量的来源：出生、药物、曼陀罗、苦行、三摩地
2-3	只有潜在的才能显现
4-6	心（心意）
7-8	行动与业

续表

经文章节	主题
9-12	潜在印迹、习性、业、欲望、时间等
13-14	对象和三德
15-17 其中：16	觉知对象 超越唯我论
18-21	心只是一个相对的工具 原人（普鲁沙），目击心的波动 心的照亮
22	自我觉知
23-25	心、习性
26	分辨
27-28	克服精神涣散
29-30	不执、法云三摩地
31	无限知识
32	三德不再陷入个体化的意识
33	时间理论
34	独存

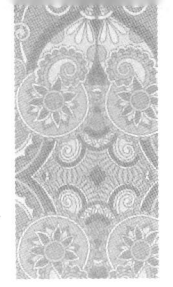

第三章

生命规划"约束"

我们如何在这个世界上度过一生？不同的人有不同的看法。但不管是什么看法，人生是一场生命管理，人的成长或者生命的展开需要我们管理生命。我们之所以时常觉得陷入烦恼甚至痛苦中，是因为在某一个方面陷入"黑暗"——印度瑜伽传统上称之为无明（avidyā）。

在吠陀文化中，人生有四个基本的目标（puruṣārtha），它们分别是：答磨（正法，Dharma）、阿塔（财富，Artha）、卡玛（爱欲，Kāma）、莫克夏（解脱，Mokṣa）。

吠陀文化认为，生命的目标是追求幸福。幸福，梵文sukham，其含义涉及人的心意状态，尤其是平静的状态。心意平静基于身体健康，意味着"经验高兴、知足、欢快、享受和愉悦"[①]。而要真正

---

① 马赫什·巴布著，王志成、曹政译：《吠陀智慧》，成都：四川人民出版社，2018年，第129页。

获得幸福，考底利耶认为，就要抛弃人固有的六大障碍，即爱欲、愤怒、贪婪、痴迷、傲慢和嫉妒。克服了这六大障碍，他或她就配得上去实现人生的各大目标。

答磨，传统上翻译成"宗教"，其实这是不确切的。它的基本含义是维护个人和社会稳定的规则。社会要稳定，需要有一套完善的稳定规则和制度，否则社会就会崩溃。同样，人要健康生活，也需要遵循一套不断完善的个人生活规则（生活方式）。作为社会人，我们需要维持社会规则，但我们首先需要维持我们个人的生命规则。如此，追求答磨是人生的目标之一。伟人和圣人往往都是为社会确立规则、为自己确立规则的人。

印度吠陀管理中心主任巴布的研究告诉我们，阿塔（Artha）一词出现在最古老的吠陀经典中，如《梨俱吠陀》。在原初的经典中，它意味着意图、目的或人生的目标。此后，阿塔逐渐演化成为一个更加宽广的概念，首先它作为人生的三大目标（即答磨、阿塔和卡玛）之一出现，然后又演变成为人生四大目标（即答磨、阿塔、卡玛和莫克夏）之一。①

如果说答磨是维持社会和个人生活的规则或目标，那么阿塔是以所有形式表现出来的繁荣，这里的繁荣首先表现为经济的繁荣、财富的富足。社会要维系下去，就需要有足够的、丰富的物质财富。一个赤贫的社会一定是有问题的社会。所以，吠陀文明也毫不犹豫地坚持把经济发展、社会繁荣作为社会和个人追求的目标。人应该依据答磨，努力去追求社会的经济繁荣、财富的富足。

---

① 马赫什·巴布著，王志成、曹政译：《吠陀智慧》，成都：四川人民出版社，2018年，第132—133页。

社会有了规则,经济得到了发展繁荣,社会财富自然丰盛,人们也就自然有条件享受社会的财富和各种服务,但吠陀文明对于享受是有独特理解的。一个真正享受社会物质财富和各种服务(卡玛)的人能让感官得到极大的满足,但同时却是一个善于控制自己感官的人。只有能够控制自己感官的人才能真正享受社会的财富和服务。只有真正能做到自己感官主人的人才是善于管理的人,才能享受财富和服务提供的满足。

答磨(规则、法则)、阿塔(财富、丰盛)、卡玛(享受、满足)是社会的三大基本追求。除了这三大目标,吠陀文明同样认为人的终极追求是莫克夏,也就是觉悟(解脱)、自由。在某种程度上可以说,吠陀文明支持第四个目标即莫克夏是终极目标,是答磨、阿塔、卡玛这三个目标的最终归宿,也即是答磨需要最终服务于莫克夏,阿塔需要最终服务于莫克夏,卡玛需要最终服务于莫克夏。所以,在印度吠陀文明中,寻求莫克夏是最终的目标,而答磨、阿塔、卡玛也是人生目标,但不是最终的目标。这四个人生目标都是合法的,都应该得到肯定和支持。

进一步,人生四目标之间具有内在的关系。答磨是基础,是最基本的追求。社会要得到良好的维持和运转就需要答磨,离开答磨,其他一切都难以存在,或者无法维持正常的运行。有了答磨,但不追求财富,不发展经济,是不行的,所以发展经济、追求财富就成了一个基本的人生目标。有了答磨,有了财富,享受也就是卡玛就成了合情合理的人生目标。

"生活不只是眼前的苟且,还有诗和远方。"吠陀文明为人类劳作的日常生活提供合法性的同时,没有忘记更高的目标,那就是人的自由，即莫克夏（解脱）。从吠陀人生四目标的规定看，它是对生命一种高度科学化、体系化的安排，它提供了一套完善的人生规划。它认为智者应该自觉地参与到这一人生的规划图景中。

帕坦伽利《瑜伽经》是吠陀文献之一，它同样服务于这一宏大的人生规划。不过，《瑜伽经》关注的目标不是答磨、阿塔、卡玛，而是终极目标莫克夏，用它的词说就是三摩地，用今日人们习惯的词说，是觉悟，是自由。《瑜伽经》开篇第一章首先讨论"三摩地"。从生命的规划来说，帕坦伽利直奔终极目标，即达成生命的终极圆满，臻达三摩地。这一目标宏达高远，为一切瑜伽行者指出了生命的规划目的。但反观现实中修习的瑜伽，如果依据帕坦伽利的瑜伽生命规划，那么就会发现大部分人的瑜伽缺乏生命的规划。

吠陀文明对具体的个人生命的发展也有理想规划，即人生四期，分别是：梵行期（学生）、家居期（居士、婚姻生活）、林栖期（出家）和遁世期。有时，在梵行期之前还可以增加一个儿童期。巴布将吠陀文明的人生四期做了如下描述：根据吠陀仙人，每个人都会经历如下四个生命阶段，即童年期（童年）、梵行期、家居期和导向遁世的林栖期。

童年期，天真烂漫，生命的成长往往伴随种种童话和游戏。他们不能脱离家人尤其是父母的关照。梵行期，一个人需要离开家庭，接受正规教育，学会各种知识和生活技能。传统上，梵行期是在古鲁（导师、教师）那里度过的。接受教育之后，返家，在进入家居期之前谋生。结婚之后，则会忙于解决生活中的具体问题，履行各自承担的社会职责，为维系社会做出自己的贡献。在这一阶段，需要努力工作，争取经济繁荣，获得财富，满足自身以及依赖他的周遭人的生活需求。

家居期之后,则是林栖期,一种类似退休的生活。不过,伴随着这一阶段的则是反思、内省、智者的陪伴以及神圣经典的阅读。这一反省和努力,目的是不执,并最终引向最后的遁世期。

不同阶段生命职责不同。例如巴布说,梵行期,一个人就应该要努力学习,而且,学生和老师都应该受到社会全体的关照。家居期,一个人就应该公正,并明智地履行对家庭、亲属、工作者、社会和国家的责任。而在林栖期间,则要努力明白生命的觉悟之知,同时也有义务回答人们有关觉悟、自由、解脱等问题的提问。

对社会中的人群,吠陀文明根据其知觉的高低或个人的(劳作、职业)能力进行了分层。这就是人们所说的印度社会的等级制度或者说种姓制度。这一制度一直以来受到众多的诟病。但就制度本身而言,可能人们对它多有误解。这是因为,制度本身并不是僵化的。而印度社会后来将此制度发展成了僵化的种姓制度,这并不是原来职业划分制度的本意。或者可以说,后来僵化的种姓制度是一种异化。印度最著名的经典《薄伽梵歌》说:"根据人的内在本性或构成性质,人类劳动被分为婆罗门、刹帝利、吠舍和首陀罗四个类别。"[①]罗摩南达·普拉萨德(Ramananda Prasad)解释说:"在古代吠陀体系中,基于原质的三德,人类活动被分类为四个社会(职业)类别。这四个类别常常被错误地等同于印度以及其他地方只是基于出身的现代种姓制度。如主克里希那所描述的,人类社会这四个普遍的社会类别与人的本性、品质和工作有关,而非与他们的出身有关。那些以善良

[①] 毗耶娑著,罗摩南达·普拉萨德英译并注释,王志成、灵海汉译:《薄伽梵歌》(注释本),成都:四川人民出版社,2015年,第339页。

之德为主导和平自制的人，被称为婆罗门。那些被激情之德所控制，喜欢行政管理和防卫服务的人，被称为刹帝利。那些被激情和愚昧混合之德所控制，从事农业和贸易的人，被称为吠舍。而那些以最低级的愚昧之德为主导的人，则被称为首陀罗，他们的本性就是为其他三个社会类别的人服务的。"①

只要认真理解《薄伽梵歌》就可以知道，四个阶层的说法使得我们对不同人在社会中的位置更加明确。不同阶层的人履行着不同的职责。人们只要遵循他们的答磨，都应该可以达到生命的圆满。然而，很清楚的是，社会分层思想是对人的生活和人的行为的一种"约束"。

从这里可以看到，吠陀文明规划了人生。不同阶段应该履行不同的职责。社会中的人，年轻时需要学习生活的技能以及所需要的知识。他们的导师（古鲁）应该传递给他们知识和技能。但他们学成后需要回到家庭，需要履行社会职责，需要结婚生子，履行各种的义务。当他们完成了应该完成的社会职责后，可以倾向于过退隐的生活，学习自我知识，实践觉悟的瑜伽。当然，也有的人可能很早就进入弃绝阶段，过单纯的出家人生活。

有人从小就过修行的生活，完全献身于自由事业。帕坦伽利或许就是这样一个人。我们几乎对帕坦伽利个人实际生活一无所知。人们所谈论的"帕坦伽利"可能并不是历史上真实的帕坦伽利，而是神话学意义上的帕坦伽利。印度传说是这样的，帕坦伽利的母亲叫葛妮卡（Goṇikā）。葛妮卡是一位非常有学问的女瑜伽士，她希望把自己的

---

① 毗耶娑著，罗摩南达·普拉萨德英译并注释，王志成、灵海汉译：《薄伽梵歌》（注释本），成都：四川人民出版社，2015年，第339—340页。

学问传承下去。她感到生命的有限,她向太阳神祈祷,祈求太阳神赐给她一个孩子。她手捧清水,闭上眼睛向太阳神祈祷。祈祷了好一会儿,她慢慢睁开双眼,吃惊地看到手捧的清水中有一条小蛇在游动。过了一会儿,这条小蛇很快变成了人,并对她说要做她的孩子。葛妮卡非常高兴,她同意了,并给他取名叫帕坦伽利(Patañjali)。Pat的意思就是"掉落""掉落下来",añjali,意思是"双手合十",因为葛妮卡双手捧着清水向太阳神祈祷,帕坦伽利则是从天上掉落在了她的手上。

尽管我们对帕坦伽利本人的实际生活几乎毫无所知,但从他撰写的《瑜伽经》来看,他是印度六派哲学(弥曼差、数论、吠檀多、胜论、正理、瑜伽)创建人之一。由于他明确坚持他的哲学不仅仅是理论的,更是实践的,帕坦伽利本质上是一位瑜伽实修者。他是一位吠陀仙人,完全被神化了。根据印度传说,他是蛇神阿底舍的化身。他撰写《瑜伽经》,目的是尊崇吠陀的生命四期这一传统,为瑜伽行者达成最终的目标即三摩地提供某种实践哲学的生命规划或生命管理范式。

现在我们从三德论来看看瑜伽对生命规划的机制。

根据数论哲学,存在的一切由两部分构成,一是原人,一是原质。原人是纯粹的意识,永恒不变,但存在无数的、彼此不混的原人,它们都是"观者""目击者"。原质则由三德构成,即萨埵(sattva)、罗阇(rajas)和答磨(tamas)。德,guṇa,意思是"捆绑的东西"。三德,就是指三种捆绑的东西。这三种捆绑的东西就是三种能量。要获得自由,需要摆脱原质"三德"的束缚,成为自由自在的"自在天"。也就是说,当原人和原质分离时，人就实现自由，抵达三摩地，获得解脱。而三德能量彼此有别：

萨埵，sattva，代表智性、善良、光明、轻盈、喜乐、满足、宁静、专注、慈爱、善良，给予平衡，系醒态。

罗阇，rajas，代表精力、激情、力量、激进、改变、不满足、活跃、扰动、奋斗、行动，带来欲望，引起不平衡，系梦态。

答磨，tamas，代表物质、愚昧、迟钝、犹豫、消极、灰暗、不活跃、虚幻、粗糙、毁灭，引起惰性，系深眠态。

某种意义上说，纯粹意识即原人被三德遮蔽。萨埵好似多云的天，较好地呈现最终的本质。但只有纯粹的萨埵才能完全真实地呈现终极纯粹意识，类似晴空少云。罗阇好似阴雨天，它会扭曲终极本质。答磨就如黑夜，它对终极本质的遮蔽扭曲最为厉害。

每个人都和三德有关。众生之相就是三德幻化之相。众生诸相，有的正常，有的病态，有的甚至问题严重。瑜伽哲学认为，这是因原质的三德分别所占的比率不同所导致的。

帕坦伽利的瑜伽，就是通过各种方法，让我们征服三德的限制和遮蔽。《瑜伽经》认为，瑜伽八支实践就是要把人的德性整体性地转向萨埵型。因为，只有基于萨埵的德性，瑜伽修习的目的才是可能的，也就是说，瑜伽所谈的三摩地才是可以达成的。

总体上，印度吠陀文明对生命的规划有着四重"约束"：

第一重"目的约束"。印度吠陀文明中的人生四大目标给每个生命确立了个人要过有意义的生活就应该在不同阶段去努力达成的各自的目标，并最终要和觉悟、自由或解脱这一终极目标统一起来。

第二重"职责约束"。同样地，印度吠陀文明中，理想的人生需要经历四个阶段。不同阶段,生命的职责各有不同。同时,人需要和他的终极之自由联结在一起。要过一种有价值、有意义的生活,就意味着要遵循人生发展的阶段,并履行不同的职责。

第三重"阶层约束"。不同人在社会中具有不同的阶层职业,应该各司其职,接受合乎答磨的"约束"。

第四重"德性约束"。世上之人都受制于德性。不同的"德"影响着生命呈现不同的状态。大卫·弗劳利说,传统上的瑜伽就是在培养萨埵之德,以便可以更快地臻达三摩地,获得解脱。[1]

---

[1] Cf. David Frawley and Suhas Kshiragar, *The Art and Science of Vedic Counselling*, Twin Lakes: Lotus Press, 2016, pp.156-160.

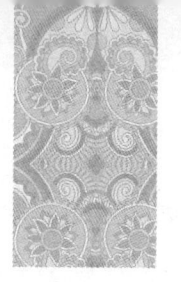

第四章

本体"约束"

瑜伽有两大传统，即数论传统和吠檀多传统。然而，这两个传统的哲学立场具有天壤之别。数论是二元论的，而吠檀多是一元论的。

根据数论哲学经典，如《数论颂》，世界存在的一切有两个本体，即原人和原质。原人，puruṣa，也译为神我，梵文音译为普鲁沙，是精神性原则，是目击者。原质，prakṛti，也译为自然，是物质性原则，是目击对象。

原人不是只有一个，而是有无数个。这无数个原人具有同质性，但它们之间并不混合在一起，有点像德国哲学家莱布尼兹说的"单子"。

原质只有一个，但它具有萨埵（sattva）、罗阇（rajas）和答磨（tamas）这三种德性。当它们完全处于平衡的状态，就叫"未显"。然而，不知道是什么原因，原质失去平衡，三德处于不平衡之中。正是这种不平衡导致了世界的"演化"。

吠檀多的主要思想资源来自《奥义书》传统，而最伟大的思想家是商羯罗（Śaṅkara）。根据商羯罗的吠檀多不二论，存在的一切只有一个唯一者，也就是梵（Brahman）。除了这个唯一的实在即梵，没有什么东西是真实存在的，它们都是名（nāma）色（rūpa）的叠置而已。根据吠檀多，这个世界似乎存在，这是因为梵的能量即摩耶。摩耶不是独立存在的东西，只是梵的能量。摩耶具有两种基本功能：遮蔽和投射。正因为摩耶的这两种功能，让我们看不明白事物的真相，陷入名色之中，并不可避免地陷入生死轮回。这个多样的世界看上去再复杂、再精彩，都没有独立的存在性，而是非本质的显现。

吠檀多认为本体只有一，就是梵。梵是同质的纯粹意识，没有任何污染，独一，自存。它不为世上名相所污染，就如天空不因尘埃而改变。梵不可言说，超越一切。在《奥义书》中圣人们只能用"不是这，不是这"（neti, neti）的遮诠法来描述梵。

但圣人觉得我们有必要勉强地言说梵。人们发现可以用一个梵文表述，即satchitānanda，这词包含了sat（存在）、chit（意识）和ānanda（喜乐）这三个维度或者方面。存在、意识和喜乐，它们并不是梵的属性，而是本质，即梵就是存在本身、意识本身和喜乐本身。存在、意识和喜乐不是三个分离的东西：说到存在，必定涉及意识和喜乐；说到意识，必定涉及喜乐和存在；说到喜乐，必定涉及存在和意识。存在、意识和喜乐是三位一体、一体三面的。

一般情况下，人们难以谈论梵，转而谈论纯粹的阿特曼，这个阿特曼就是我们最内在的灵，它和梵是同一的。可以说，梵是无限的纯粹意识，而阿特曼和这个梵是同一的，但阿特曼是个体化视角言说的梵。这个个体化的梵（阿特曼）被局限化，也就是吉瓦（个体灵魂）。本质上，吉瓦（个体灵魂）就是阿特曼，阿特曼就是梵。所以，一切皆梵。

由于摩耶，梵似乎成了多，吉瓦感受到了私我性、分离性。于是，这个本体的梵化成了无限多样的名色世界。

从吠檀多的知识立场看，数论派的二元论是不能成立的。但毫无疑问，吠檀多从数论中吸收了很多思想并加以改造，整合到它自己的系统中。随着后期印度思想的发展，吠檀多哲学思想占据绝对优势地位。人们大多熟悉吠檀多的词汇，以至到了20世纪，还有人明确说，用吠檀多的词汇来翻译《瑜伽经》，例如用"阿特曼"来翻译《瑜伽经》中的"原人"一词。例如斯瓦米·帕拉伯瓦南达和克里斯多夫·伊舍伍德说："如果实在确实存在，它一定是遍及一切的，它一定临在于每一个有生命的或无生命的存在者当中。生命体中的上帝在梵文中被称作阿特曼或原人（神我），即真实的自我。帕坦伽利经常提到神我（它的字面意思是居住于体内的神性），不过在翻译中我们将用阿特曼取代它，因为阿特曼是《奥义书》和《薄伽梵歌》中使用的词，学生们会更加熟悉一些。根据《奥义书》和《薄伽梵歌》，阿特曼临在于所有的生物体中。帕坦伽利根据数论派哲学，相信每一单独的创造物和对象都有着相互区别但又同一的神我。这一哲学观点上的差异对灵修者的实际修习并没有多大妨碍。"[①]

尽管从吠檀多哲学立场出发，数论的二元论是不能成立的，但我们这里并不是站在吠檀多立场上，而是要客观地看待数论的本体论及其价值。

---

① 斯瓦米·帕拉伯瓦南达、克里斯多夫·伊舍伍德著，王志成、杨柳译：《帕坦伽利〈瑜伽经〉及其权威阐释》，北京：商务印书馆，2016年，第8—9页。

根据数论哲学，原人是自由的、不变的，它本身是解脱的，是独立的本体，是目击者。尽管这个本体不是唯一本体，而是多元同质的本体，但这个原人似乎陷入了生死轮回中，似乎失去了自由。那么，它为何会陷入生死轮回呢？原因在于无明（无知）。这里要指出的是，在数论哲学中，无明的含义没有吠檀多那么复杂，它就是指无知，也即是错误地把原人和原质相认同，原人错误地把原质认同为自身。但是，原质的三德会不断变化，世界会呈现各种名色。如果原人能够明白它的"无知"，认识到它的错误认同，能够不再把它自身认同于原质，原人就可以获得解脱而臻达自由。也就在这一意义上，数论哲学所谈的人的自由之获得、解脱之圆满，并不需要依赖其他东西或手段，而只需要"明白"原人和原质的不同，做到不和变化的原质相认同，人自然就能获得解脱，而无须所谓的实践修持。

刚才谈到数论的两个实体，即原人和原质。原质由三德构成，世界的变化来自原质内部的不平衡，导致萨埵、罗阇和答磨之间的运动变化，这一运动变化构成了宇宙的演化，宇宙演化的步骤如下：

演化第一步：原质和原人结合，演化出宇宙性的大（或菩提，即宇宙智性）。

演化第二步："大"演化出宇宙性的"我慢"（私我）。

演化第三步："我慢"由"答磨"占主导，它和"罗阇"结合，演化出"五唯"，即"色、声、香、味、触"这五大细微元素。这五大细微元素是非经验的，难以辨认。

演化第四步："五唯"演化出"五大元素"，即地、水、火、风、空。它们可以经验，可以辨认。

演化第五步："我慢"由萨埵占主导，它和"罗阇"结合，演化出"心意"（末那）。

演化第六步："心意"再演化出"五知根"和"五作根"，即眼、耳、鼻、舌、身和手、足、嘴巴、肛门、生殖器。

这里，五唯和五大元素属于客体，心意、五知根和五作根则属于主体。

有意思的是，《数论颂》认为，原质的存在是为了服务原人。这一主张让我们可以反过来理解原人和原质的关系，在这种关系中，这个原质乃是原人的朋友或原人所享用的对象。

所以，若从数论哲学谈论觉悟或者修行，就要认识到：（1）原人和原质是二元的；（2）原人是我们的真实身份，是目击者；（3）原质没有意识，是原人的目击对象；（4）原人认同于原质就是束缚，并导致轮回，走向生死之道；（5）只要原人不认同于原质就是解脱，就是自由，就超越生死；（6）原质显现为三德的种种相，它不是原人的"敌人"，其目的是服务于原质，是原人所享用的对象。

毫无疑问，作为现实中的人，听从数论哲学的教导也没有问题，也可以过一种美好的生活！

帕坦伽利没有进入吠檀多哲学系统，他认可的是数论哲学的基础。他接受了数论哲学的自由观，即只要真正认识到人自身的本性就是原人，明白人自身就是纯粹的意识，而不是物质性的对象即原质，那么他就是自由的、解脱的。然而，帕坦伽利并没有就此停留。他进一步认为，对数论哲学的认同并不能保证人的自由，因为我们很可能停留在语言上，停留在脑子里，而非人的存在上。

帕坦伽利主张，人存在的困境在于知行之间的张力，单单认知上的着落并不能获得解脱。也就是说，在帕坦伽利看来，数论哲学很好，但有一个软肋，那就是缺乏可实现性。如果数论哲学没有这一缺陷，帕坦伽利应该是数论派，而非瑜伽派，更不是瑜伽派的创始人。为了克服数论哲学在帕坦伽利看来的这一软肋或缺陷，他提出人们需要通过瑜伽这一实践的哲学来解决我们人的困境，并达成人的终极目标。也即是说，通过瑜伽这一实践，最终认识到人自身本来的身份，认识到人自身就是永恒不变的原人，而不是变动不居的原质及其变化的任何形式。

并且，尽管帕坦伽利借用了数论哲学的基础，但他并没有完全重复数论哲学宇宙演化的范式。例如，在原人和原质这一问题的讨论上，帕坦伽利提出了一个特别的范畴，即自在天。自在天，在吠檀多中类似于商羯罗的有德之梵，在基督教中类似于人格性的"上帝"。不过，帕坦伽利所谈的"自在天"显然不能等同于吠檀多中的"自在天"。对于帕坦伽利，"自在天"只是"一个特殊的原人，不受烦恼、业、业果、储存之业的影响"（1.24）[1]。帕坦伽利的自在天并不具备吠檀多中自在天的功能，他"是最早的导师的导师，因为他不受时间限制"（1.26）[2]。

帕坦伽利的自在天和人之间的关系，也不像诸如基督教中上帝和人之间的关系。帕坦伽利的自在天并不会干涉人类事务，也不干涉宇宙事务，他的自在天就是自在、永在的自由的原人，他并没有三德对他的束缚。艾扬格在他的《帕坦伽利瑜伽经之光》中认为，自在天（上帝）在普鲁沙和原质之上。这一理解提升了帕坦伽利"自在天"

---

[1] 帕坦伽利著，王志成译注：《〈瑜伽经〉直译精解》，成都：四川人民出版社，2019年，第47页。

[2] 帕坦伽利著，王志成译注：《〈瑜伽经〉直译精解》，成都：四川人民出版社，2019年，第49页。

的地位,从《瑜伽经》所提瑜伽哲学图景本身来看并不确切。诚然,"在《瑜伽经》中,自在天主要是作为修定时观想之对象而体现在瑜伽思想中的"①。不过,艾扬格的这一理解和后期的数论瑜伽思想相一致,因为后期的数论瑜伽摆脱了数论哲学原初的"无神论"特征,而转向"有神论"。

我们谈到了吠檀多和数论的差别,谈到了数论和帕坦伽利瑜伽哲学也有差别。其中差别的核心主要是关于"自在天"这一概念。自在天是自由的、解脱的、摆脱了时间空间限制的"独存者"。在瑜伽修持实践中,这个自在天可以成为瑜伽行者的导师。但他不是吠檀多的"有德之梵"或"自在天"。

在本体层面上,帕坦伽利瑜伽所关心的主要是,通过自主的努力让我们将原人和原质分离。这一分离是可能的,也是必需的,这是因为本体上原人和原质就是不同的本体。既然是不同的本体,就不应该,也不可能结合起来成为一体。它们的"结合"成了生命痛苦的根源。我们在生存论上遇到种种束缚,陷入种种困境,就是因为我们没有看清楚我们的本来面目,不知道我们就是原人本身。因为不知道或因为无明而陷入这种困境,一旦看清了我们的本来面目,我们就会很自然地获得一种超然的能力,将原人和原质分离,进入三摩地,直至独存。

在本体上,人类有一个基本的无明,就是忘却本性(本心)。这是人走向自由的最根本的局限。

一般人很难理解吠檀多的一元论,同样也难以理解数论的二元

---

① 徐远和等主编:《东方哲学史》(中古卷),北京:人民出版社,2010年,第40页。

论。即便在理论上或者知识信息上明白了一元论或二元论,也往往停留在文字的表面。帕坦伽利并不是吠檀多主义者,也不是完全的数论思想家。他引进的自在天这一概念,很可能如大多数印度主流哲学家一样受到《奥义书》哲学思想的影响,并从实用主义或者功利主义的哲学立场提出了"自在天"这一概念。

另外,帕坦伽利说,"通过虔信自在天也能达到三摩地"(1.23)[①]。在正常情况下,我们可能会自然地认为,这是一节"虔信瑜伽"经文。也就是说,《瑜伽经》包含了后来发展起来的虔信瑜伽的内容。其实,这可能是对帕坦伽利的误读。帕坦伽利肯定"虔信"这一行为在瑜伽实践中的有效作用,但他主张的是"虔信自在天"目的或者功能是为了达到"专注",并因为这种"专注"而拥有某种分辨力。而这种分辨力,核心是为了正确地分辨原人和原质的本性。

就帕坦伽利《瑜伽经》来说,人类在本体上的问题,就在于对人之本性的无知,正因为这种无知(无明),使得我们陷入原人和原质的"混合"中。本体层的真正问题就是无明,就是不明我们的真实性本体存在。而为了获得自由,为了达成三摩地,为了实现原人和原质的分离,我们就需要认识到这一本体的"约束",认识到正是这种本体的"无知"才是我们痛苦和轮回的终极根源。

从本体的"约束"看,在瑜伽实践上,就需要瑜伽本体论哲学的教育,需要分辨正是因为无知,我们才陷入了本体的异化。通过有效的本体教育,通过有效的瑜伽分辨,最终让人的这一本体"约束"有

[①] 帕坦伽利著,王志成译注:《〈瑜伽经〉直译精解》,成都:四川人民出版社,2019年,第45页。

效,即能够安住在人自身真实的本性中,也就是,明白人自身就是纯粹意识,就是光辉灿烂的原人,它一无所缺,自足圆满,独立自由。

要实现这种本体论上的"约束"并不容易。从古代到当代,我们看到各种本体论上的"约束"实践,不管是中国道家的、佛家的、还是印度瑜伽的,都有各自独特的本体"约束"之法。然而,熟读《老子》《庄子》,熟读佛经典籍,熟读很多瑜伽经典,能够完成本体"约束",走向身心圆满,臻达人道一如、法我两忘,达成三摩地的,似乎还是少数人。

我们谈到的生命规划的"约束",在吠陀文化中就是把生命纳入一种实践性的生活范式中。尽管不可能人人都获得圆满的"约束",但应该说,印度瑜伽哲学生活中,人们应该普遍遵循着这一具有普遍性的"约束"之道。本体上的"约束",难度很大,因为人们难以在本体层真正达成"约束"。尽管难以做到这一"约束",但是瑜伽的实践需要法理、需要理论的支持和"安排"。帕坦伽利瑜伽,作为一种严格的"本体约束"之道,应该说是一种人们追求的易知易行的实践模式。但具体有多少人能达成三摩地、达成原人和原质分离的独存之境,就不得而知了。

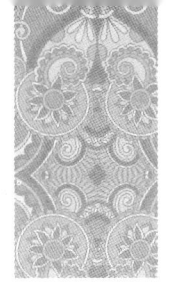

第五章

认知"约束"

在《瑜伽经》的开篇,帕坦伽利就给出了一个瑜伽的定义,即"瑜伽是约束心的波动"[①]。这一定义简洁明了,但含义丰富深刻。萨奇南达(Sri Swami Satchidananda)说:"对于一个思维敏锐的学生,这一节经文就足够了,因为其余经文只是在解释这节经文。"[②] 然而,还是很有必要深入剖析这节经文。

首先,我们来看心,chitta,音译为契达。Chitta一词,来自词根cit,意思是觉知、知道、观察,可以翻译为"心意""心质""意识"。这里,我们翻译成比较容易理解和记忆的"心"。但要记住,这个"心"并不简单,而是非常复杂,它有三种功能:manas(末那,心意)、buddhi(菩提,智性)和我慢(ahaṁkāra,私我)。

[①] 帕坦伽利著,王志成译注:《〈瑜伽经〉直译精解》,成都:四川人民出版社,2019年,第45页。

[②] Sri Swami Satchidananda, *The Yoga Sūtras of Patañjali*, Buckingham: Integral Yoga Publications, 2013, p.3.

末那，也译为心意，它是感觉的功能。我们通过末那和外界的感官对象发生联系。菩提，就是我们的智性，这是一种判断的能力。当我们有了一个目的，菩提就能依据这一目的做是非善恶的判断。我慢，最为奇妙，它导致了我们的差异。人的痛苦和欢乐与我慢密切关联。离开我慢，我们似乎就感觉不到什么是痛苦，什么是快乐。我慢带来了某种"分野"，区分"我"和"非我"。这个"我"就是局限化了的小我，小我之外的一切就是"非我"。因为我慢，才带来了真正的差异以及由差异带来的体验，也导致了不断增加的二元性。瑜伽哲学实践的根本，就是要消除这个"小我"。然而，这并不是说说的，因为非常难以消除这一"我性"，一旦我慢消失了，就不再会有私我的主体，自然也不会再有痛苦和欢乐。在对待人生痛苦这一问题上，人类的各大文化都有主动消除痛苦的教导。

心的意识波动（简化为"心的波动"），是基于这三种功能而呈现出来的。我曾经说过一个比喻，心的意识波动就如经济学中的价格，而心的稳定，或者达到三摩地的境界时，心的意识波动就会稳定下来。瑜伽实践就如调整价格，使得价格合乎价值。

当心的波动过于频繁，波动速度过快，人就会陷入紧张之态，严重的就会导致交感神经和副交感神经的紊乱。心的波动过高，或过低，都体现着瑜伽修习者的状态，都体现了他们心的意识的状态。理想的状态是，心的波动幅度小，就如价格靠近价值。现实中的人，心必定是波动的。

我慢制造了分别，导致我和非我意识的出现。正因为这一意识的出现，人的行动和感受产生了差异。某件东西，若我们喜欢，我们就会有欲望得到它而趋向这一对象；如果我们厌恶它，很自然地就会反对它;而如果我们害怕这个对象,我们就会远离、逃离该对象。所以,我们可以说我慢是痛苦的真正根源。

这里,我们可以探讨意识波动和我慢之间的关系。如果我慢是痛苦的根源,那么有的波动显然和痛苦无关。因为有的波动和痛苦无关,我们似乎也就不必控制这类波动。真正需要面对的是因为我慢而带来痛苦的那部分心的意识的波动。

我慢让我们对"自己"有了规定,它需要一个独立的生命存在。这个生命的存在需要生存、发展和繁荣。为了生存、发展和繁荣,就需要避开不利于自身生存、发展和繁荣的,追求有利于生存、发展和繁荣的。作为一个生物体,对生存、发展和繁荣的追求是必然的,这个我慢是必须的,否则就无法理解世界的存在。如果没有我慢,生物体也将失去对生存、发展和繁荣的渴望,世界将退化。若我慢消失,世界也将消失。所以,这个世界要存在,要发展,要繁荣,我慢是必须参与的。那么,瑜伽哲学的坚持,或某些宗教所主张的修持,不都是在消除人的我慢吗?

正是我慢考虑到"我"和"我的",才出现了欲望、厌恶和恐惧。没有了我慢的这一特点,自然就不会有所谓的欲望、厌恶和害怕。我慢才是各种心的波动的原因。事实上,那些不痛苦的波动,它们同样源于我慢。我慢是差异性的根源。例如,我们去认识事物,就是一种意识波动。去认识事物,这是由我慢引发的。因为我慢,才能启动菩提(智性)。但菩提不是我们的吗?不是因为菩提而引起波动吗?事实上,菩提是普遍性的,我慢利用了这一普遍性的宇宙能力,并因为我慢而引起心的波动。

瑜伽实践的主张就是要消除我慢。但已经说过,真的没有了我慢，生物体的存在是很难的。于是，在我慢问题上，可能会面临下面的问题：

消除我慢？

减少我慢？

强化我慢？

作为一个现实中的人，完全消除我慢是不可能的。如果真的消除了，人的生存就成了问题。没有我慢的人，据说只是依据命业而活着。这样的人在慢慢退化，慢慢退出生活。现实是，没有一个社会能真正接受全然消除我慢的人。佛教中，真正开悟的禅师是没有我慢的。然而，情况是否真是这样呢？没有那么简单。据说，真正的瑜伽士，甚至仙人，过一种没有我慢的生活，是非常美妙的。但情况并非如此。很多故事告诉我们，很多仙人似乎都很"任性"，有着各种脾气。吠陀中的很多故事，不就是因为仙人诅咒而引发了长长的故事吗？不是因为仙人的我慢而导致了更多的世界性波动吗？

还有另外一种实践的选择，即克制自己，给自己套上"轭（yuj）"，来减少我慢。我慢非常复杂，有粗糙层面的，也有细微层面的。有时，我们克服粗糙层面的，是为了获得细微层面的；有时忽视细微层面的，是为了获得粗糙层面的；有时，既想获得粗糙层面的，也想获得细微层面的，并且把两者有机统一起来。所以，减少我慢是一个非常模糊的观念。

事实上，我们对外在对象的占有、对关系的占有等常常是过分的。这时，我们说此人我慢心太强。于是，我们就说，此人应该减少我慢。然而，这里的标准是很模糊的。因为，人的我慢强不强，还取决于环境、周围人的容忍度、社会接受度、本人的实际处境和力量。

今日，人们普遍认可的瑜伽确实相当张扬，如果你的瑜伽没有一点我慢，或许就会消失在人群中。

那么，是否因为生命首先需要生存就得强化我慢呢？一个人来到世上，在基因里就自配了我慢，随着年龄增长，我慢不断得到强化和发展。但人是社会关系的存在物，人是在人之中发展的，人构成的社会形成了不同的规范，有道德的、法律的、宗教的，等等。人在众多的规范中生活，我慢的被接受度事实上是在不断变化的。如若我们在不合适的时候强化了我慢，我们就会遇到问题。

我慢是心意波动的发动机。我慢的不同表现能否被他人或社会所接受，则是另一个问题。我慢是瑜伽哲学实践中的核心。处理不好我慢，瑜伽修持实践，基本上就是枉费时光了。

然而，我慢本身是否会因为受到三德的影响而呈现为不同的我慢？《数论颂》里谈到了三重我慢，即变异我慢、太初我慢和焰炽我慢。变异我慢，基于萨埵而立；太初我慢基于答磨而立；焰炽我慢则是基于罗阇而立。[①]为了方便理解，我们采用更直接的名称：萨埵我慢、罗阇我慢和答磨我慢。

萨埵我慢，指的是我慢为萨埵这一德性所主导。据说，人如果为萨埵我慢所主导，则他身体清洁、富有弹性、温和，情绪上充满慈悲、虔信、忠诚，精神上平静、真实、善于接纳、觉知力高，灵性上有大爱，开悟。

罗阇我慢，指的是我慢为罗阇这一德性所主导。据说，人如果为罗阇我慢所主导，则他身体容易自我装饰、卖弄、自我放纵、严厉，

---

① Swami Virupakshananda, tr, *Sāṃkhya Kārikā of Īśvara Kṛṣṇa*, Chennai: Sri Ramakrishna Math, 2008, p.69.

情绪上则充满雄心、具有强大的坚持力、容易愤怒和骄傲、有激情，精神上则容易不安、易激动、好争辩，灵性上则充满了自我中心、雄心勃勃、好操纵。

答磨我慢，指的是我慢为答磨这一德性所主导。据说，人如果为答磨我慢所主导，则他身体充满不洁、草率、懒惰，情绪上充满憎恨、偏执、暴力和狂妄，精神上则充满了无知、迟钝、不真，灵性上则缺乏知觉、充满欺骗、变态。

根据帕坦伽利的主张，瑜伽哲学的修持实践，就是要把人从答磨和罗阇的我慢之状转向萨埵之态。这样，才符合帕坦伽利瑜伽哲学实践修持的次第。但现实中，我们看到，三种我慢都存在，并且在很大程度上，罗阇我慢更是普遍。正因为这样，在实践瑜伽中，无意中容易肯定和强化罗阇我慢，而并没有真正走向萨埵我慢。

一个人如果达到了萨埵我慢，可以说他是一个相当完美的人。也就是说，一个圣人很可能就是一个萨埵我慢占主导的人，而不是一个没有我慢的人！因为，我们前面已经说到，一个人如果没有了我慢，他是不能真正存在下去的。

现实情况是，更多人处于罗阇我慢之境。瑜伽哲学的实践修持，也是基于罗阇我慢的。同样，有的人的我慢为答磨所主导。这二种瑜伽人本质上非常不一样。但在不同处境中，在不同条件下，我慢会发生变化，即从答磨我慢发展成罗阇我慢，或从罗阇我慢发展成萨埵我慢。

我慢是心的波动的发动机，不管是基于萨埵、罗阇还是答磨，都会带来意识的波动。生死沉浮都是因为我慢。对我慢深入了解，也就是对人的世界的深入了解。人们为了自我提升，自我转化，而从事瑜伽实践修持。帕坦伽利瑜伽就是要把人们引向萨埵的德性,并走向经由这一转化而达成的三摩地,最终认识到自己的纯粹意识身份,即认识到自己就是原人,是普鲁沙,是神我,是纯粹意识。

传统上,谈论三摩地都是传统修持中的三摩地,都是基于萨埵之德的三摩地。然而,更广泛的研究表明,三摩地不仅仅发生在基于萨埵之德层面,在答磨和罗阇之德层面,同样也可以抵达三摩地。但在答磨和罗阇之德层面的三摩地和基于萨埵之德的三摩地是有区别的。

三摩地是梵文Samādhi的音译,也翻译成三昧、定等。

Samādhi一词,sam即"一起";ā意即"走向""朝向";词根dadhat意即"放置"。Samādhi的意思就是"把……放在一起",或"把……结合在一起"。另外,sam也有"完美""完全"的意思。Dhi意指"意识"。所以,Samādhi是一种意识的完美状态,在这一状态,人、行动和行动对象之间的差别消融了。

对我们很多人来说,三摩地是一种非常神秘的状态,可以说是不可言说的状态。但事实上,三摩地不是不可言说,而是对还没有达到某种意识状态的人来说,即便是说了他们也是不能明白的。不过,为了便于理解,我们还是需要借助语言来表达三摩地。艾扬格认为:"当专注的意识之流与冥想对象融合时,冥想者(主体)的意识似乎融化在对象(客体)之中。这种主体和客体的合一就是三摩地。当冥想对象不受冥想者自身意识的干预而显现时,冥想就进入三摩地。"[1]

吠檀多和数论哲学中的三摩地是有差异的。一般瑜伽实践者很难去区分它们,区分它们的意义也不是很大。但我们还是需要做出一些

---

[1] 艾扬格著,王东旭、朱彩红译:《帕坦伽利瑜伽经之光》,海口:海南出版社,2016年,第229页。

区分。对于帕坦伽利,瑜伽三摩地状态是自我(原人)从不是自我的一切(原质)中撤回,宇宙依然保持原来的状态(原质),而非消融于自我。而在吠檀多的无余三摩地中,非我消融于自我。之所以不同,是因为这两大体系的实在观不同,帕坦伽利的瑜伽体系是二元论的,三摩地的最终结果是自我(原人)和非我(原质)完全分离,达到独存之境。吠檀多体系是一元论的,最高的境界是非我消融于自我,达到自由之境。吠檀多的无余三摩地和帕坦伽利的无想三摩地并不一样。在吠檀多中,探索者的心意和自我并不分离,而是专注于自我,即专注于梵。①

弗劳利对三摩地的认识比当代一般人更为深入。他也认为,帕坦伽利瑜伽的三摩地以及吠檀多的三摩地的前提,是人的萨埵这一德性占据主导。但三摩地可以发生在不同的德性状态下,也就是说,在愚昧之德、罗阇之德占主导时,也会出现三摩地。②

一般而言,三摩地就是专注,专注的差异导致不同程度的三摩地。这里,我们从知识论的角度介绍一下三摩地的类型。

作为一种专注状态,三摩地可以分为两类:

一是有想三摩地,也叫有心三摩地、有智三摩地、有种三摩地,对应于吠檀多中的有余三摩地、有依三摩地;

二是无想三摩地,也叫无心三摩地、无智三摩地、无种三摩地,对应于吠檀多中的无余三摩地、无依三摩地。

根据系统化的瑜伽理论,有想三摩地又可细分为:有寻三摩地

---

① 斯瓦米·阿迪斯瓦阿南达著,王志成、梁燕敏、周晓微译:《冥想的力量》(第二版),杭州:浙江大学出版社,第75—76页。

② David Frawley, *Ayurveda and the Mind*, Twin Lakes: Lotus Press, 1997, pp.291-305.

（也叫粗考三摩地）、无寻三摩地、有伺三摩地（细考三摩地）、无伺三摩地、喜乐三摩地、自存三摩地（也叫自我三摩地、私我三摩地）。

我们可以把三摩地从低到高大致分成：

有寻三摩地：专注五大（地、水、火、风、空）于时空中。也有说，专注五作根（嘴巴、手、足、生殖器、肛门）。

无寻三摩地：专注五大（地、水、火、风、空），但脱离时空。

有伺三摩地：专注五唯（声、触、色、味、香）于时空中。也有说，专注五知根（耳、身、眼、舌、鼻）。

无伺三摩地：专注五唯（声、触、色、味、香），但脱离时空。

喜乐三摩地：专注心意本身。也有说，等同于无寻三摩地。

自存三摩地：专注于私我（Asmita，也译成阿斯弥达），摆脱了罗阇和答磨，只有萨埵之德。

无想三摩地：没有业，专注，原人（普鲁沙）与原质彻底分离，达到独存之境。一般地说，专注达到12秒，称为专注（凝神、执持）；专注达到12×12秒，即144秒，称为冥想（禅定）；如果专注达到12×12×12秒，即28分48秒，就称为无想三摩地。①

以上，我们探讨了我慢是心的波动的根源。有的波动并不痛苦，有的则是痛苦的（《瑜伽经》2.3）。②痛苦的根源来自答磨我慢和罗阇我慢。为了消除痛苦，需要达到主体和客体消融的三摩地境界。而这种境界则和人的德性有关，不同的德性占据主导所导致的三摩地是

---

① 参见室利·维迪安拉涅·斯瓦米著，斯瓦米·斯瓦哈南达英译，王志成汉译并释论：《瑜伽喜乐之光》，成都：四川人民出版社，2015年，第104—106页。

② 帕坦伽利著，王志成译注：《〈瑜伽经〉直译精解》，成都：四川人民出版社，2019年，第103页。

不同的。通过瑜伽三摩地，也就是基于萨埵德性所达到的三摩地才是没有痛苦的，并且不会带来"后遗症"。所以，从瑜伽认识论的角度，我们需要"约束"的是，搞明白痛苦的波动源头，从三德的差异来确定我们获得喜乐，摆脱痛苦的出路——基于萨埵的三摩地之路。

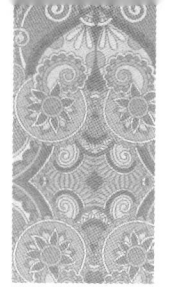

第六章

外支实践"约束"

帕坦伽利认为，要达到瑜伽目标，需要实践的功夫。他所说的瑜伽目标就是三摩地，就是最终达成原人和原质的彻底分离。为了实现这一伟大目标，不仅需要依赖于生命规划"约束"、本体"约束"、认知"约束"，还需要实践性的帕坦伽利瑜伽八支"约束"。八支"约束"又分为：外支"约束"和内支"约束"。

一般人认为瑜伽是个人的私事。但帕坦伽利这位哲人却认为人是在社会中达成目标的。这和高度个体化的瑜伽态度截然不同。帕坦伽利倡导的瑜伽首先把个体之人纳入整体的社会。这一要点体现在他的瑜伽八支中就是禁制（yama，持戒）一支。

禁制，属于瑜伽实践者所需遵守的一种外在规则。离开这一外在规则，瑜伽行者根本无法达成瑜伽目标。之所以如此，是因为本质上瑜伽要培养的是人的萨埵（善良）品质，只有基于这一萨埵品质，才有可能达成三摩地。

禁制包含五条戒律：不杀生（ahiṃsā，不伤害，非暴力）、不说谎（satya）、不偷盗（asteya）、不纵欲（brahmacarya）和不贪婪（apariahgrāḥ）。

禁制五戒，第一戒不杀生最重要。一旦遵循了不杀生戒律，其余四条戒律就容易理解和遵循了。因为不杀生，就无须再遮蔽，无须再说谎，也无须再偷盗。帕坦伽利认为，这些戒律具有普遍适用性，不受时间、地点、目的或等级规定的任何限制。

帕坦伽利的这一看法具有两面性。如何执行禁制五戒是一门艺术。巴查曼（Nicolai Bachman）说："始终严格实践禁制是可能的，但在实践层面则可能太极端。运用我们的分辨力来决定遵循一条禁制是否合适，则取决于我们自身。"[1]

禁制五戒关乎人的社会层（社会生活）。而帕坦伽利也为瑜伽实践者的个人生活提出了五条戒律，即劝制。禁制适用于社会层，劝制则侧重于个人层。劝制五戒分别是：纯洁（śauca）、满足（santoṣa）、苦行（tapaḥ）、自我研习（svādhyāya）和顺从自在天（īśvara praṇidhānāni）。

劝制非常重要。有人认为，劝制可有可无，那是因为他们对帕坦伽利瑜伽的无知。帕坦伽利首先把"禁制"作为瑜伽实践的第一支，是因为必须要有瑜伽修持的良好环境和条件。如果社会层出了问题，瑜伽实践就难以保障。有了社会层的保障后，个体的行为准则就非常重要。而劝制使得瑜伽行者真正走向瑜伽之路。

纯净，就如乌龟身上的壳，让瑜伽修习者始终走在正确的道路上

---

[1] Nicolai Bachman, *The Path of the Yoga Sutras*, Boulder: Sounds True, 2011, p.140.

而不受伤害。身心纯净，就具备了生命的芳香，带来自我成长的正能量。满足则让我们不心外求物，却可以让自我的能量得到自然平衡。内心满足的人，免疫力一般都比较强，很多一般性的心理疾病就不容易发生。

禁制是帕坦伽利瑜伽首要的一支，劝制也是帕坦伽利瑜伽的一个有机组成部分。离开劝制，帕坦伽利瑜伽也是无法成功的。有的瑜伽修习者说，我们习练瑜伽就是习练体位，最多加点调息和冥想。这样来理解瑜伽以及帕坦伽利瑜伽即阿斯汤迦瑜伽，是非常片面的，甚至是完全错误的。

劝制绝对不是可有可无的摆设。没有劝制，瑜伽实践会带来很多问题。具体来说：

不纯净：导致能量污染，不合理的能量散耗，偏离瑜伽的目标。

不满足：引发我慢的扩张，小我（我慢，有我，阿斯弥达）的自大，激发过多的罗阇和答磨能量。

不苦行：缺乏专注力。

不自我研习：不会明白瑜伽的真正哲理。

不顺从自在天：缺乏谦卑和信仰，没有最终的归宿。需要注意的是，这里的"神"，不要简单地误会为是某位"人格神"。

正如巴迦纳南达说的："所有人都要践行禁制和劝制。那些想要修习瑜伽的人，必须遵循禁制和劝制，如果不遵循，那么他们的瑜伽就不会导向三摩地。为了成功地修习瑜伽，应当遵循禁制和劝制。在现代，存在着一种观点：离开禁制和劝制去普及瑜伽。虽然那会帮助人们获得身体的健康和心意的某种平静，工作效率也会提高，但那不会导向灵性经验。如果想有更高的灵性经验，就必须遵循禁制和劝制。"①

有了禁制和劝制的准备，再进行体位（坐法）的习练。逻辑上说，先有禁制和劝制，再有体位（坐法）和其他。但在现实中并不是分开的，它们完全可以并行或结合。事实上，瑜伽八支在逻辑上具有先后性，但实践上并不一定需要执着先后。

在帕坦伽利时代，还没有后来人们所了解的哈达瑜伽。根据帕坦伽利，āsana一词的含义主要是：瑜伽士坐稳、坐舒适的身体的姿势，也就是坐法或坐姿，这种坐法或坐姿可以让瑜伽士长时间安稳地坐着冥想无限者（如Om），从而达成身心放松以及瑜伽的目的，即超越感官经验的二元性。另外，帕坦伽利提醒我们，只有坐法稳定后，才可以进行且必须进行调息的练习。《瑜伽经》还没有后来哈达瑜伽所倡导的āsana的含义，即各种各样的体式。②

我们今天看到的瑜伽中各种各样的体式，本质上和帕坦伽利无关，和瑜伽八支也没有非常直接的关系。尽管如此，我们在瑜伽八支中是否可以肯定各种体式呢？在我看来，在两个前提下，是完全可以的，也就是说，可以扩展到各种体式。第一，体式服务于至高的瑜伽目标，即三摩地。第二，体式必须和人的体质对应。体位很多、很发达，但它们若仅仅是为了体式而体式，那么那是健身，不是瑜伽，更不是帕坦伽利瑜伽。如果体式的习练不能和个体的体质结合，则会导致体式远离个体的有效目标。

在帕坦伽利这里，习练体式服务于生命的目标。既如此，体式的

---

① 引自巴迦纳南达2015年3月15—17日给意大利客人的演讲。

② Swami Harshananda, *A Concise Encyclopedia of Hinduism*, vol 1., Bangalore: Ramakrishna Math, 2012, pp.171-172.

多寡就不是必要的了。巴迦纳南达说:"对于身体健康和精神健康,瑜伽体式能够提供巨大的帮助。然而对于灵修,一两个体式足矣。只需所谓的莲花坐就够了,或者,你可以练习两个体式:要么莲花坐,要么金刚坐。这两个体式在修习冥想时很有用:小腿肌肉受到挤压,血液流向大脑。"① 然而,今时的人们更多时候需要的是呵护自己的身心。

坐法之后是调息(prāṇāyāma)。调息,prāṇāyāma,由词根 prāṇa 和 āyāma 构成。其中,prāṇa 指普拉那,生命力,即生命能量;āyāma,意思是控制、约束、扩展、延伸。Prāṇāyāma 的意思是生命力的控制、约束、扩展或延伸。在帕坦伽利瑜伽中,调息是八支中非常重要的一支。

Prāṇa,普拉那,是我们的生命力或生命能量。这一生命能量,最重要的表现形式就是我们的一呼一吸,或者说,呼吸只是生命能量的一种载体。有人说,调息法就是呼吸控制法。但我们始终要理解的是,尽管调息从呼吸开始,但普拉那不只是呼吸。

古代的很多经典都讨论过调息法。简单来说,调息就是对呼吸的自主性控制过程。我们自然的呼吸,并不是调息。调息,是要有介入的、要"调整的"。而调整的目的,即是有意识地扩展或延伸生命力。《瑜伽经》涉及调息的主要经文如下:

2.49 掌握坐法后,通过呼气吸气进行停顿习练,这就是调息。

2.50 呼吸的停顿可以在外或在内,或完全停止不动。可以根据地点、时间和呼吸的次数加以调节,所以,停顿可长可短。

2.51 第四种调息是由专注于外部或内部对象而引起的呼吸

---

① 引自巴迦纳南达2015年3月15—17日给意大利客人的演讲。

停顿。

调息包含三个过程：吸气、住气和呼气。在《瑜伽经》中，基于住气方式的差异，帕坦伽利为我们提供了四种主要的调息法：（1）停顿在外；（2）停顿在内；（3）完全停止不动；（4）专注于外部或内部对象而自动引发的停顿。

第一种调息法，就是在呼气之后停顿（住气）；第二种调息法，吸气之后停顿（住气）；第三种调息法，（经过努力）同时停止（吸气和呼气）。

而毗耶娑这样说："外部的、内部的和抑制的方式，依据地点、时间和数量观察，成为延长的和微妙的。其中，外部的是呼气后停止运动；内部的是吸气后停止运动；第三种抑制的方式是通过一次努力，同时停止这两者。如同水洒在灼热的石头上，完全收缩，同时停止这两者的行动。"[1]

第四种调息法比较难描述。帕坦伽利本人并没有说得很明白。但毗耶娑说："第四种则是通过确定吸气和呼气的领域，逐步克服阶段性，超越这两者，然后停止运动。"[2]对此，萨奇南达似乎有很深的认识，他说："第四种调息是自动发生的。在此，我们没有必要专注在住气上，因为，只通过专注于选定的对象或观念就会自动停止。这也称为自发式住气，是一种舒适的、无意识的住气。"[3]

---

[1] 钵颠阇利著，黄宝生译：《瑜伽经》，北京：商务印书馆，2016年，第73页。

[2] 钵颠阇利著，黄宝生译：《瑜伽经》，北京：商务印书馆，2016年，第74页。

[3] Sri Swami Satchidananda, *The Yoga Sūtras of Patañjali* (translation and commentary), Buckingham: Integral Yoga Publications, 2012, p.152.

帕坦伽利的调息法在形式上并不丰富，但从瑜伽修行的角度看，已经足够多了。而在后来的哈达瑜伽中，我们可看到调息法增加了不少。哈达瑜伽把吸气、呼气和住气视为调息中的核心，需要科学而严肃地对待。如《哈达瑜伽之光》就要求"正确地呼气，正确地吸气，正确地住气。这样，就应该获得瑜伽成就"①。《哈达瑜伽之光》为我们提供了一个通用的经脉净化调息法。同时，它还提供了八种有效的住气法：（1）太阳脉贯穿法；（2）乌加依住气法（喉式呼吸法，最胜住气法）；（3）嘶声住气法；（4）清凉住气法（冷气住气法）；（5）风箱式住气法；（6）嗡声住气法（黑蜂住气法）；（7）眩晕住气法；（8）漂浮住气法。

除了这些调息法，还有其他多种不同的调息法。特别是在阿育吠陀瑜伽中，考虑到调息的第一功能是疗愈而非走向觉悟，所以调息法形式众多。②

禁制和劝制，把瑜伽行者导向一种萨埵型的人格，而通过体式和调息让瑜伽行者的粗身、能量身健康、纯净，心意走向平静。而真正让瑜伽行者走向心意平静，还需要感官有一个真正的转向，即从外在转向内在。这就是瑜伽八支中的第五支制感（pratyāhāra）。

帕坦伽利在《瑜伽经》第二章54—55节专门论述了"制感"：

2.54 制感就是让心脱离感知对象，感官也随之脱离感知对象，仿佛感官仿效心的性质。

---

① 斯瓦特玛拉摩著，G. S. 萨海、苏尼尔·夏尔马英译并注释，王志成、灵海译：《哈达瑜伽之光》（增订版），成都：四川人民出版社，2018年，第122页。

② 读者如有兴趣，可以参看拙著《阿育吠陀瑜伽》，成都：四川人民出版社，2018年，第13章。

2.55 于是，达到了对感官的完全控制。

另外，在《薄伽梵歌》中也可以看到对感官控制的精彩描述：

2.60 阿周那啊，骚动不安的感官甚至会使奋力达致圆满的智者，也被迫失去自制力。

2.61 控制住感官之后，就应该坚定地把心意集中在作为至上目标的我之上。当一个人的感官得到控制时，他的智力就得以稳定。

2.67 当飘忽不定的感官控制了心意，就会盗走智力，使之无法抵达平静和快乐的灵性之岸，就像海上的一叶扁舟在风暴中无法抵达海岸。

6.12 以舒适的姿势坐下，心意专注于至上者，控制思想和感官活动，练习冥想，以求净化心意和感官。①

《奥义书》也涉及感官控制，如《白净识者奥义书》说：

2.01 要想觉悟到真理，首先要控制心意和感官。

2.02 当我们的心意受到控制时，我们就受命于神的力量之下。

2.08 智者应该保持身体稳定，胸部、颈部和头部保持垂直；在心意的帮助下，把感官转向内心；再依靠梵之渡船，就可以穿越恐怖的尘世之海。②

这些经文都告诉我们，瑜伽行者要控制感官。严格地说，瑜伽修习者如果不能控制感官，瑜伽就不能达成。制感可以说是外支，也可以说是内支，是外支和内支的交界点。

对我们很多瑜伽人来说，或许还没有严肃地思考过何为制感，更

---

① 毗耶娑著，罗摩南达·普拉萨德英译并注释，王志成、灵海汉译：《薄伽梵歌》（注释本），成都：四川人民出版社，2015年，第54、57、124页。

② 罗摩南达·普拉萨德英译并注释，王志成、灵海汉译：《九种奥义书》，北京：商务印书馆，2017年，第200—202页。

没有认真实践过制感。我们的瑜伽，大致还停留在体位以及调息上。甚至不少人调息也不关注。事实上，在很多人那里，瑜伽就意味着体位。显然，这样的瑜伽不完整。帕坦伽利瑜伽八支是一个完整的整体。弗劳利（David Frawley）提醒我们：没有制感，体位就只是另一形式的运动；没有制感，呼吸法也只是把能量带给我慢（私我）的另一手段；制感，可以让所有的瑜伽走向深入；制感，可以减少能量消耗，朝内，可以保存能量。

可以说，制感是瑜伽成就的拐点，没有制感，就不可能有真正的专注和冥想，也就不可能达到帕坦伽利所说的三摩地，即不可能真正达成瑜伽目标。

在如何实践制感上，帕坦伽利没有特别的说明。弗劳利对制感有着深入的研究。他认为，制感，pratyāhāra，源于两个词根：prati 和 ahara。Ahara，"食物"的意思，或者"从外面吸入的东西"。Prati，介词，意思是"反对""避开"。将其结合起来，pratyāhāra 一词的意思就是"控制食物"，或"控制从外面吸入的东西"。对此，有一个形象的比喻，就像乌龟把四肢收回缩进龟壳中——龟壳就是心意，感官就是四肢。这个词还可以翻译成"把感官从其对象抽离回摄"[①]。

弗劳利告诉我们，食物有三个层面：（1）粗身的食物，从地、水、火、风、空五大元素而来；（2）精身的食物，印迹，满足心意的食物——色、声、香、味、触的（刺激）感觉；（3）因果身的食物，我们与人的关系，我们以此关系滋养灵魂，并通过三德影响

---

① David Frawley, *Yoga and Ayurveda: Self-Healing and Self-Realization*, Twin Lakes: Lotus Press, 1999, p.262.

我们。

  基于对食物的认识，可以从两个层面来理解制感：（1）从有问题的食物、印迹、联结中抽离回摄；（2）获得好的食物、印迹、联结。通过从消极的印迹抽离回摄，制感强化心意的免疫力。[1]

  以此理解，弗劳利把制感分为四种，并在这四个层面上实践制感：（1）控制感官；（2）控制普拉那；（3）控制行动器官；（4）心意从感官中撤离。

  从上述可以看到，要实现瑜伽目标，首先要通过禁制和劝制以培养人的萨埵之德，从社会环境和个人生活两个方面，保障瑜伽修持不偏离正确的方向，而从体式（坐法）开始集中于个体意义上的瑜伽修持。体式（坐法）让瑜伽修持有一个稳定的身体，而调息则让瑜伽修持拥有稳定的生命能量，制感则让瑜伽修持把生命能量转向内部，是成功实现瑜伽的自我转化的起步。有了这外支"约束"，瑜伽开始走向稳定、回到内在，并朝着三摩地方向迈进。

---

[1] David Frawley, *Yoga and Ayurveda: Self-Healing and Self-Realization*, Twin Lakes: Lotus Press, 1999, p.262.

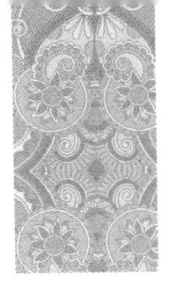

第七章

内支实践"约束"

上一节,我们论述了外支实践的"约束",即禁制、劝制、坐法、调息和制感这五方面的"约束",各种"非法"之路已经受到了"约束",剩下的只是一条非常明确的"三摩地之路"。

"三摩地之路"有三个环节,即专注、冥想和三摩地(总称专念或总制或总御)。这是内支实践的"约束"。大多数瑜伽行者主要集中于外支的"约束",并且可能只是集中于外支"约束"中的某一小部分,例如体位法。外支"约束"是为了进入内支"约束",只有经过内支"约束",瑜伽才能达成最终目标。

专注就是心固定一处。这一个"一处",有一些不同的解释。毗耶娑说:"专注是心固定一处。专注是心唯独固定在诸如脐轮、心莲花、头顶光、鼻尖和舌头等处或其他外界对象上。"[①] 辨喜说:"执

---

① 钵颠阇利著,黄宝生译:《瑜伽经》,北京:商务印书馆,2016年,第77页。

持（专注），即把心意定在某些点上。把心意定在某些点上是什么意思？就是迫使心意感受身体的某些部位而不去想其他部位。"①斯瓦米·帕拉伯瓦南达、克里斯多夫·伊舍伍德在他们的《帕坦伽利〈瑜伽经〉及其权威阐释》中认为："专注是把心集中在身体的灵性意识中枢内，或体内和体外的某种神圣形式上。"②艾扬格说："将意识固定于一个点或一个地方，这是专注。"③

专注的训练，不仅适合于瑜伽修持者，对于普通大众也一样重要并十分常见。专心致志学习、工作、吃饭时，都是专注的形式。专注就是把注意力集中在一个点上或一个位置上或一个特定的对象上。成就任何事情，都离不开专注。我们劝孩子好好学习，要认真专注；我们要在事业上有所成就，就需要长期专注；要做一个合格良好的瑜伽教练，也需要长期专注于瑜伽的学习和实践。水滴石穿，就是一种专注。专注就是把心的能量集中在一个点上。

专注可以训练。通过有效的训练，可以培养专注的能力。在很多地方，我们可以看到不少专注方面的培训班。大多数人会在无意识中接受专注的培养和训练。在很大程度上，专注就是坚持。专注不仅仅属于瑜伽实践，可以发生在生活中的方方面面。经过体位、调息和制感的习练之后，必须进入专注，而经过一个时期的专注习练，就可以进入冥想（dhyāna）的习练了。

---

① 韩德编，王志成、杨柳、段力萍译：《瑜伽之路》，杭州：浙江大学出版社，2006年，第177页。

② 斯瓦米·帕拉伯瓦南达、克里斯多夫·伊舍伍德著，王志成、杨柳译：《帕坦伽利〈瑜伽经〉及其权威阐释》，北京：商务印书馆，2016年，第159页。

③ 艾扬格著，王东旭、朱彩红译：《帕坦伽利瑜伽经之光》，海口：海南出版社，2016年，第225页。

《瑜伽经》说：

3.2 冥想是持续地认知。

3.3 在冥想中，似乎没有个体意识，只有对象显现，这就是三摩地。①

冥想是专注的连续或者连续的专注。这是从形式上说的。这种持续的背后包含了专注更深的内容，也就是那个不变者、永恒者。帕坦伽利说，摆脱冥想者心的扭曲，直面对象本性之光。这个光可以被理解为原人（普鲁沙）之光。

在普通的实践层面上，专注和冥想的对象可以是任何特定的某个对象。但进入瑜伽，则有不同的说法。对于帕坦伽利，这个专注的对象最终是原人，是普鲁沙。而对于吠檀多，冥想的终极对象是阿特曼。

我在《阿育吠陀瑜伽》中对冥想做了系统的分类。从认识和实践的角度，我们大致可以把冥想分为四大传统：（1）基于帕坦伽利传统的冥想或基于数论哲学的冥想；（2）基于吠檀多传统的冥想；（3）基于虔信传统的冥想；（4）基于阿育吠陀瑜伽传统的冥想。

这些不同类型的冥想彼此并不一致，它们互有差异。

基于帕坦伽利传统的冥想：突出专注，专注于某个具体的或抽象的对象；并且，基于对象和专注程度的差异，冥想所达到的高度也不同。从哲学基础上说，帕坦伽利传统的冥想，最终要达到原质和原人的分离，达到三摩地的最高境界——独存。

基于吠檀多传统的冥想：突出我们的自我（jīva，吉瓦）本

---

① 帕坦伽利著，王志成译注：《〈瑜伽经〉直译精解》，成都：四川人民出版社，2019年，第193—195页。

质上就是真我（阿特曼，ātman），就是那最终的纯粹意识（梵，Brahman）。今天大部分人练习瑜伽，最终所要达成的就是这一吠檀多传统的瑜伽，也即是，达到"天人合一""梵我一如"的境界。

基于虔信传统的冥想：冥想的是人格化的对象。这一冥想之对象开始是二元性世界的对象，但最终要达到不二的境界，或者主体消融于神性的对象。这一传统的冥想，强调冥想者主体的感情、情绪、爱。它把冥想者的心意、情绪、感情维度转向了他们所信仰的某一人格性的信仰对象。

基于阿育吠陀瑜伽传统的冥想：通过突出冥想者自身体质的差异来控制心意、平息心意。尽管阿育吠陀瑜伽的冥想同样是为了达成最终的三摩地，但它起初的立足点则是心的平静，并以此来治愈种种身心问题。

在日常世界中，大多数人并不执着瑜伽的最高目标，对于众多的冥想方法和形式也不在乎它们的差别。但作为专业的冥想哲学实践，则需要区分。我们不仅要在哲理上加以严格区分，在实践上也一样要予以区分。

帕坦伽利瑜伽的冥想是对对象专注的持续，在这种持续中，主体不断消融于客体中，并达到不同的境地。这个不同的境地我们称为三摩地。当冥想的对象变得越来越纯粹时，心会达到一种高度的稳定。

巴迦纳南达认为，帕坦伽利的冥想涉及的是心的波动，并不痛苦。因为能进入冥想状态的，就已经排斥了痛苦。冥想和三摩地仅仅是处理心的波动的实践，换言之，它们处理的只是心的高级层面。事实上，通过修习调息，所谓的痛苦（即贪婪、愤怒等）已经得到了控制。

根据帕坦伽利，冥想对象不同，达到的三摩地境界不同。所有具有冥想对象的三摩地都是有种三摩地。超越冥想对象时所达到的三摩地是无种三摩地，这是三摩地的顶峰。站在无种三摩地看，专注、冥想和（有种）三摩地依然属于外支。只有达到无种三摩地才达到了真正的内支，才彻底控制了心的波动。

应该注意到，从制感到专注、冥想和三摩地，是一个不断从外到内、从浅到深、从现象到本质、从黑暗到光明的过程。在冥想和三摩地之间还存在着明显的区别，一如巴迦纳南达所说："在冥想中，你冥想的是某个形象；在三摩地中，形象消失，而形象背后的实相显现。比如，你冥想耶稣基督，然后，在三摩地中，耶稣基督的形象消失，你看见真实的耶稣基督。在冥想中，存在着一种波动；在三摩地中，存在的是一种光明的波动，它是一种新的波动。"[①]进入制感之后，瑜伽就进入核心地带。专注和冥想，则把人带向内在，探索自我的真实世界。进入初级的三摩地，则伴随着人的不同层次的三摩地。最终，"断除了痛苦，并摆脱了业。（4.30）……三德的连续变化由此结束，因为它们的目的已经达成（4.32）"[②]。

此刻，"当三德作为原质之属性不再服务于原人时，它们就消融于原质。这就是独存。原人作为纯粹意识，安住在其自身的本性中"（4.34）[③]。

可以说，制感之后，行为都是自觉的，也是不痛苦的，或者说心

[①] 引自巴迦纳南达2015年3月15—17日给意大利客人的演讲。
[②] 帕坦伽利著，王志成译注：《〈瑜伽经〉直译精解》，成都：四川人民出版社，2019年，第306、308页。
[③] 帕坦伽利著，王志成译注：《〈瑜伽经〉直译精解》，成都：四川人民出版社，2019年，第310页。

意无须忍受痛苦煎熬,而是在控制心的波动。然而,在逻辑上,在专注之前会遇到"痛苦""烦恼"。经过社会和个人德性之"约束"(禁制和劝制),进而进入个体粗身之"约束"(体位),精身之"约束"(调息、制感),最终转向真正意义上"萨埵"导向的生命。通过专注和冥想,继续对精身进行"约束",克服各种潜在印迹,最终克服"我慢"的限制,实现生命的转化和突变。

至此,从逻辑上说,帕坦伽利瑜伽就是这样一个哲学实践过程。先有外在的"约束",后有内在的"约束",最终,人被锻造成"理想状态"——克服潜在印迹,抵达三摩地。这从外到内的"约束"锻造过程就是瑜伽的一种生命管理的艺术。

吠陀是一门包容性非常广泛的学科。但它的核心是有效地管理生命。吠陀,本质上是生命中心的。吠陀文化中有很多分支,但所有的分支本质上都是围绕生命的管理,都是为了生命获得自由。其中,有两个知识领域与瑜伽派特别有关系。一是阿育吠陀,另一是瑜伽。

可以说,阿育吠陀的注意力几乎都在呵护身体上,但它系统庞大,可以容纳瑜伽的内容。阿育吠陀认为达成人的健康是综合的,先有先天的条件,后有后天的生活方式、饮食、养生和锻炼。有一个健康的好身体,才可以更好地服务于人的崇高目标,达成生命的圆满。简单地说,阿育吠陀主要是对粗身的"管理""约束",当然也由此"管理""约束"精身。

瑜伽更关注人的意识的垂直维度的发展,它在意的是人(的意识)如何从低级到高级、从短暂到永恒、从黑暗到光明、从无明到觉悟的提升。只不过,瑜伽的这一崇高目标在当代大部分的瑜伽学习者那里是退化的,甚至是被遗忘的,他们把瑜伽退化为纯粹的健身运动。其实，这不符合瑜伽派的本意，尽管瑜伽派并不会去排斥这些。

阿育吠陀关心身体层面的"约束"，瑜伽关心社会和个人德性层面的"约束"（禁制和劝制），也关注个体身心灵层面的"约束"，在阿育吠陀和瑜伽之间存在共同之处。但各自的重点是不同的。如今，瑜伽派的瑜伽在很大程度上已经"放弃"了自己的"本职"，即生命的圆满，而把它演绎成"健身"，即肉身的健康、美丽，等等，已经大幅度地"修改"了瑜伽，使得它适合于"健身和锻炼"。我们需要肯定瑜伽对身体健康的诉求，需要吸收阿育吠陀的内容，因为它们非常匹配。阿育吠陀对人的"约束"是高度有效的，瑜伽对人的心灵发展的"约束"也是高度有效的。但如果坚持"瑜伽"是瑜伽派的真瑜伽，就必须要清楚瑜伽派的哲学实践导向。而将阿育吠陀和瑜伽结合的阿育吠陀瑜伽则是在新时代的背景下走向新融合的有效"约束"方式，这可以被视为瑜伽2.0版。也是在这一意义上，阿育吠陀瑜伽是一种在新的时代背景下的生命管理模式。

从禁制、劝制到三摩地不同层面的生命管理的"约束"方式，可以看到瑜伽哲学实践的主张和拟解决的种种问题，也可以明白各种"约束"的关键、价值。接下来，我们考察瑜伽作为总体生命管理的"约束"艺术。

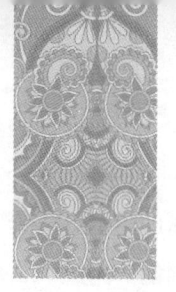

第八章

生命管理——"约束"艺术

吠陀管理（Vedic Management）的核心是生命管理。吠陀管理学就是生命管理学，是关于生命管理的科学和技术。帕坦伽利《瑜伽经》是吠陀文献的一个重要部分，并且因为历史和现实的原因，它的作用还在不断呈现。《瑜伽经》是一部典型的吠陀生命管理学作品，对意识的认识和分析、对瑜伽实践修习的逻辑次第的安排，都体现了这一生命管理学科的特点。

我们已经简要阐述了瑜伽哲学实践的目标、手段、次第，也分析了其中面临的核心问题。前面提到的各重"约束"也正是瑜伽实践中存在的不同"瓶颈"。《瑜伽经》只有196节经文，字数不多，但意蕴深刻，艺术精湛。这一节我们讨论其中的三种"约束"艺术，即不执之道、修习之道和安住自我之道。

第一种管理"约束"艺术：不执之道。

《瑜伽经》如下经文涉及不执之道：

通过修习和不执可以约束这五种波动。（1.12）

不执是一种自我掌控，它摆脱了对所见所闻之物的欲望。（1.15）

认识了原人，对三德的任何表象都无欲无求，这是至高的不执。（1.16）①

1.12是一种方法，即利用不执可以用于控制心的波动。1.15表明了不执的性质，即不执是一种自我掌控，也即是对心的波动的主动控制。1.16清楚地说明了什么是最大、最高的不执，最高的或者最终的不执就是觉悟原人，就是对原质的一切表象没有依附、没有欲求。

不执的对立面是执着。为了理解不执，也可以结合执着来理解。可以这么说，执着是分不同层次的。高一层次的执着相对于低一层次的执着就是不执。当达到高一层次的执着时，低一层次的执着就容易被征服或被超越。而控制心的波动的一个方式，就是通过提升执着的层次。这就是执着的艺术。当然，换个角度也可以理解为不执的艺术。

帕坦伽利说，不执是一种自我掌控。这种掌控是什么？就是一种自主的能力，就是不被其他对象所吸引的能力，也就是说，人的存在不因被萨埵、罗阇和答磨这三德构成的对象所吸引而忘记了自身的本性即原人，并因此陷入痛苦、进入轮回之轮。不执之人宛如会游泳的人。会游泳的人平时和不会游泳的人一样，也看不出什么差异。但有一天掉到河里、池塘里、湖里，不会游泳的人就会呛水，甚至淹死，而那个会游泳的人可以自由地游回、可以自救。不会游泳的人就是掉

---

① 帕坦伽利著，王志成译注：《〈瑜伽经〉直译精解》，成都：四川人民出版社，2019年，第24、29、31页。

到三德所成的表象世界中而不能自我掌控心的波动的人,那个会游泳的人就是掉到三德所成的表象世界中而能够自我掌控心的波动、不被表象所扰动的人。这样的人可被视为"摆脱了对所见所闻之物的欲望"。

然而,一个人如何可能达到真正的不执这样的境界呢?帕坦伽利认为,只有认识了人的本性,也就是说,人只有真正认识了自己,才有可能摆脱对原质之表象的依附、执着和欲望。从帕坦伽利这里可以看到,认识自我(原人、普鲁沙)才能达到最高的不执。

一个人达到了最高的不执就是一个彻底自由、彻底解脱了的人,用印度传统的语言来说,就是一个生前解脱者。一般人所谈的不执,只是用更大的执着替代较小的执着,站在较小的执着看就是不执。然而,认识自我,在帕坦伽利瑜伽中就如在吠檀多中,才是最为关键的。一旦认识自我,也就是自己的本性,不执就自然升起,人也自然地达到了原人和原质分离的境界,三德也就不再能够束缚他,他获得了自由。

第二种"约束"艺术:修习之道。

不执和修习是统一的。不执需要在修习中不断达成。不执是一种能力,是一种境界;修习则是一种行动,一个过程,它应有具体的方法或者步骤。毗耶娑说:"修习是为了达到稳定而采取方法。"[①]

这种修习之道,最重要的是稳定。艾扬格说:"修习就是努力平息意识波动,随后让其归于寂静:达到不变的、稳定的、宁静的心意

---

① 钵颠阇利著,黄宝生译:《瑜伽经》,北京:商务印书馆,2016年,第11页。译文有修订。

状态。"①萨奇南达说:"这里,帕坦伽利的意思是持续地修习,而不只是一两天。你得一直修习,而非一天中的几分钟,然后在其他时间任你的心意有它的自由时间。它的意思是你必须永远警觉,审视每一个想法、每一句话和每一次行动。"②

为了达成心的稳定,帕坦伽利提出了三个条件:(1)长期修习;(2)不间断修习;(3)真诚修习。

毗耶娑也说:"长期地修习,不间断地修习,真诚地修习,依靠苦行,依靠梵行,依靠知识,依靠信念,它才达到真诚,牢固确立。"③

帕坦伽利提出的三个条件非常重要,它可以帮助瑜伽行者避免在瑜伽中出现很多弊端。如果依据这三个条件去努力,瑜伽行者就不会偏离瑜伽的目的,不会陷入各种无明的陷阱,不会被由三德呈现的各种表象迷惑,也就不会有瑜伽士的堕落。为此,就需要有长期实践修习的准备。实践得如何、修行得如何,是可以检验的。我们可以看到,现实中,有的瑜伽士单靠体位和呼吸成名,缺乏瑜伽文化和哲学的功底,更没有制感的基础,专注和冥想要么缺乏,要么浅薄,这样的瑜伽士往往德不配位。

第三种"约束"艺术:安住自我之道。

不执和修习是瑜伽途中生命管理的最佳方式。除此之外,还需要

---

① 艾扬格著,王东旭、朱彩红译:《帕坦伽利瑜伽经之光》,海口:海南出版社,2016年,第71页。
② Sri Swami Satchidananda (translation and commentary), *The Yoga Sūtras of Patañjali*, Buckingham: Integral Yoga Publications, 2012, p.19.
③ 钵颠阇利著,黄宝生译:《瑜伽经》,北京:商务印书馆,2016年,第11页。

将不执和修习落实到觉醒、达成三摩地这一目标处境中,这就是我们要谈的生命管理的第三种"约束"艺术——安住自我。

帕坦伽利坚持世界的二元性,即这个世界存在两个本体存在,一是原人、普鲁沙,或者说纯粹意识、真正的自我;另一是原质、自然,是非意识性的。帕坦伽利瑜伽修习的最终目的是三摩地,三摩地的最终结果是原人和原质分离,并处于独存之态。帕坦伽利瑜伽哲学实践需要坚持几点:第一,坚信原人和原质的二元性。第二,坚信人自身就是那光辉的、不变的、纯粹的原人,是纯粹的自我,并且,自我和原质是完全不同的存在。此时,吠檀多中强调的思想,其实在瑜伽以及数论中也可以套用,例如"我不是这具身体","我不是我的能量","我不是我的感官以及感觉","我不是我的心意","我不是我的智性","我不是我的私我","我不是做者或者享用者"。第三,人的痛苦的根源是我们的原人和原质之间的错误认同,一旦把原质及其各种呈现的表象错误地视为自我、视为原人,就会陷入痛苦和轮回。瑜伽实践就是要明白并坚持自身的原人身份,而不再认同原质及其任何的表象呈现。

帕坦伽利认为,觉知到自身的原人身份而不去认同原质,那么生活的世界就是一个美好的世界,人们就可以达到生命的圆满,就可以获得生前解脱,就是真正的瑜伽士,就会脱离个体性的藩篱而进入具有普遍性的意识之中。也就是,因我慢(他用的词是"有我",或者说是阿斯弥达)带来的个体性身份认同终结了,不再有"我""我的"这样的感受,一切都回到原初的圆满之境。这时,毗耶娑说:"由于法云升起,三德实现目的,它们的变化次序结束。它们已经完全感受和解脱，次序结束，甚至不能再停留一刹那。"①最终，"三德具有结果和原因的性质，已经完成感受和解脱，不再成为原人的对象而消失，独存出现。原人的智能不再和知觉本性发生联系，自身确立，独立存在"②。这种状态就是原人原本的状态。"见者就安住在其自身的本性中。"（1.3）③整个瑜伽修习就是一个自我回归原本的状态。

这里，逻辑上的原人和原质原本处于分离的"和谐、圆满状态"。现实中原人和原质混同，陷入错误认同的"不和谐、不圆满状态"。人们为了重新达成和谐、圆满状态，这个过程就是瑜伽的过程，也是回到"原点"的过程。

帕坦伽利《瑜伽经》中的瑜伽哲学并没有花费大笔墨特意为我们描绘一幅清晰的宇宙演化图，也没有探索原人或原质本身的太过具体的特质，他把关注点放在了原人和原质陷入错误认同的人如何有效地实现自我，也就是如何通过瑜伽来达成原人和原质的分离。对这一生命真相的关注是整个吠陀文化和吠陀生命管理的重要部分。无疑，帕坦伽利《瑜伽经》为我们提供了关于生命管理的科学指导。

---

① 钵颠阇利著，黄宝生译：《瑜伽经》，北京：商务印书馆，2016年，第136页。译文有修订。
② 钵颠阇利著，黄宝生译：《瑜伽经》，北京：商务印书馆，2016年，第138页。译文有修订。
③ 帕坦伽利著，王志成译注：《〈瑜伽经〉直译精解》，成都：四川人民出版社，2019年，第7页。

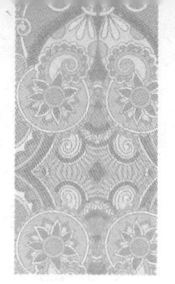

结　语

　　生命的管理是生命中最为重要的大事业。毫无疑问，在东方文化尤其在印度吠陀文化中，生命的管理一直占据核心地位，是所有其他衍生的属人的事业的全部基础。

　　帕坦伽利《瑜伽经》，作为瑜伽派哲学和哲学实践的经典，不仅为生命的管理提供了哲学基础，更重要的是它还为瑜伽哲学的实践提供了体系化的技术。总体上，吠陀文化提出了生命管理四重约束，即目标约束、职责约束、阶段约束以及德性约束。通过四重约束，生命的管理得到了最大限度的有效规范。这一生命管理的实践，不仅解决了个体之人在社会中的位置问题，解决了个体之人存在的归属问题，更解决了个体之人在宇宙中存在的意义问题。

　　《瑜伽经》第一章《三摩地篇》，明确了瑜伽派哲学的实践目标就是为了三摩地，就是为了确证生命的本真状态；第二章《修习篇》，明确了确证生命本真、达成三摩地的实践途径即瑜伽八支，系统阐述了瑜伽八支中的外支，即前五支禁制、劝制、体位、调息、制感。瑜伽八支是全面而系统的瑜伽派哲学实践，是一套非常严密的生命管理系统。从瑜伽修习者所需遵循的社会环境道德条件（禁制）、瑜伽修习者个体内在的意向和行动出发（劝制），从安顿人的粗身开始，透过初级生命管理的体位法（坐姿）、调息法，直至制感这一生命管理的分水岭，由外而内，体系化管理生命。在第三章《力量篇》中，帕坦伽利接着阐述了瑜伽八支的后三支。在阐述瑜伽八支的同时，他还着重提醒瑜伽修习者瑜伽专念可以带来种种超凡的瑜伽力量（悉地），但他警告瑜伽修习者，在生命的征途上，瑜伽修习者要经受住瑜伽力量的考验，不可执着任何瑜伽的力量，只有不执，才能保证生命管理的成功，才能最终达成生命的圆满。第四章《解脱篇》，更加深入地阐述了瑜伽派哲学的主张，尤其是对"心"的哲学构成进行了较为详细的解释，进一步回应第一章提出的瑜伽目标，强调人的本真是原人，强调原质和原人的分辨及分离，最终达成人的圆满，造就有趣的灵魂，获得瑜伽哲学实践至高的独存之境地。此刻，生命管理得以最终圆满完成。由此，《瑜伽经》画上了完美的句号。

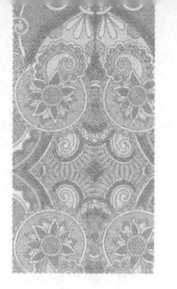

附 录

《瑜伽经》（全文）

[古印度] 帕坦伽利 著

王志成 译

第一章 三摩地篇

现在开始我们的瑜伽教导。（1.1）

瑜伽是约束心的波动。（1.2）

（一旦约束了心的波动，）见者就安住在其自身的本性中。（1.3）

不然，见者（依然）认同于心的波动。（1.4）

心的波动有五种，有些是痛苦的，有些并不痛苦。（1.5）

它们分别是：正知、谬误、想象、睡眠和记忆。（1.6）

正知的来源是直接感觉、推论和经典证言。（1.7）

谬误是基于错误的认识,并不符合事物或现象的真相。(1.8)

想象是一种知识,它只依据言辞,脱离任何外在对象。(1.9)

睡眠是缺乏思想内容支持的心的波动。(1.10)

记忆是未遗忘却经验到的对象。(1.11)

通过修习和不执可以约束这五种波动。(1.12)

修习就是努力达到心的稳定。(1.13)

经过长期不间断的虔诚专心,修习的基础将非常稳固。(1.14)

不执是一种自我掌控,它摆脱了对所见所闻之物的欲望。(1.15)

认识了原人,对三德的任何表象都无欲无求,这是至高的不执。(1.16)

有智三摩地分为四种:推理、反思、喜悦和有我。(1.17)

另一种三摩地即无智三摩地,修习终止认知,只留下潜在印迹。(1.18)

无身瑜伽士和融于原质的瑜伽士,他们依靠出生就能达到无智三摩地。(1.19)

对于其他人,无智三摩地需要经历信、力、念、慧几个阶段。(1.20)

勇猛精进的人会很快修成瑜伽。(1.21)

根据修习手段的弱、中、强,达成瑜伽的快慢有别。(1.22)

通过虔信自在天也能达到三摩地。(1.23)

自在天是一个特殊的原人,不受烦恼、业、业果、储存之业的影响。(1.24)

在自在天那里,全知的种子是无法超越的。(1.25)

自在天是最早的导师的导师，因为他不受时间限制。（1.26）

表达自在天的词是唵（Om）。（1.27）

常念此词，并冥想它的意义。（1.28）

由此，觉知向内，障碍被克服。（1.29）

疾病、疲倦、怀疑、拖延、懒惰、欲念、妄见、精神不集中和注意力不稳定，这些心的涣散都是障碍。（1.30）

心的涣散常伴随着痛苦、沮丧、身体摇晃和呼吸不畅。（1.31）

专注于一个真理可以消除心的涣散。（1.32）

心的平静来自对德性的培养：对幸福者友善和对不幸者慈悲、对有德者喜悦和对邪恶者冷漠。（1.33）

或者，通过调节呼吸，使心平静。（1.34）

或者，通过专注细微的感知，使心平静。（1.35）

或者，通过专注于至上的、永恒喜乐的内在之光，使心平静。（1.36）

或者，通过专注那些不执于欲望的觉悟者之心，使心平静。（1.37）

或者，通过专注梦境或深度睡眠的经验，使心平静。（1.38）

或者，通过冥想符合自己心愿的对象，使心平静。（1.39）

由此瑜伽士可以掌控冥想对象，小如原子，大至无限。（1.40）

纯净的水晶会接受离它最近的物体的色彩，心也一样，当约束了心的波动时，就会达到认知者、认知对象以及认知的同一。这种与认知对象的同一被称作三摩地。（1.41）

当心与专注的粗糙对象达成同一，但仍掺杂着名称、性质和知识的意识，这被称为有寻三摩地。（1.42）

当心与专注的粗糙对象达成同一,且不掺杂名称、对象和知识的意识,只留下对象本身,就被称为无寻三摩地。(1.43)

当专注对象是细微对象时,所谓的有伺三摩地和无伺三摩地可以用同样的方式得到解释。(1.44)

在所有细微对象的背后是原质这个最初因。(1.45)

上面谈到的三摩地被称作有种三摩地。(1.46)

在无伺三摩地中,至上自我光辉照耀。(1.47)

在这种三摩地中,知识可以说充满真理。(1.48)

内容上它不同于通过推理和研习经典所获得的知识,因为它涉及事物的本质。(1.49)

三摩地加诸心的印迹,将消除过去的所有其他印迹。(1.50)

由三摩地产生的印迹也被约束,心中不再有心的波动,这时,就进入了无种三摩地。(1.51)

第二章 修习篇

苦行、自我研习和顺从自在天构成了克里亚瑜伽。(2.1)

它帮助我们减少痛苦,达到三摩地。(2.2)

这些痛苦是无明、有我、贪恋、厌弃和惧怕死亡。(2.3)

无明产生出其他所有的痛苦。那些痛苦可能是潜伏的、微弱的、间断的或活跃的。(2.4)

把无常、不净、苦和非我认同为常、净、乐、我,这就是无明。(2.5)

见者和所见的相认同,这就是有我。(2.6)

贪恋就是总想着欢愉。（2.7）

厌弃就是总想着痛苦。（2.8）

惧怕死亡就是渴望生命独自永驻，甚至对于智者也是如此。（2.9）

当这些痛苦变得细微时，就可以通过返回到它们的最初因即原质而将之摧毁。（2.10）

通过冥想，可以摧毁充分发展了的痛苦。（2.11）

痛苦是业之根。它们都会在可见的今生或不可见的来世体验到。（2.12）

只要业的根存在，它就会成熟，导致不同的出生、寿命以及生活经验。（2.13）

快乐和痛苦的经验分别是善行和恶行的结果。（2.14）

由于变化、焦虑、潜在印迹的痛苦，也由于三德运行的冲突，对于有分辨力的人来说，确实一切都是痛苦的。（2.15）

还未到来的痛苦是可以避免的。（2.16）

见者和所见结合，是可避免的痛苦的原因。（2.17）

所见具有三德的性质，即光明、活力和惰性，它们由诸元素和感官构成，目的是为见者提供经验，并让见者从中获得解脱。（2.18）

三德要经历有特征的、无特征的、分化的和未分化的四种状态。（2.19）

见者只是纯粹意识，但尽管纯粹，它似乎通过心在认识。（2.20）

所见的对象，仅仅是为了服务于见者的目的而存在。（2.21）

对解脱者来说，尽管所见的局限已经消失，但对其他人而言，它

仍然存在。（2.22）

原人和原质的"结合"，是为了认识原人和原质的本性与力量。（2.23）

这种"结合"的原因是无明。（2.24）

一旦消除无明，这种结合就不再发生。这就是见者的独存。（2.25）

摧毁无明的方法是持续不断地分辨原人和原质。（2.26）

获得这种认识要经历七个阶段。（2.27）

通过修习瑜伽八支，一旦除去了所有的不净，智慧之光就分辨了原人和原质。（2.28）

瑜伽八支是：禁制、劝制、坐法、调息、制感、专注、冥想、三摩地。（2.29）

禁制就是不杀生、不说谎、不偷盗、不纵欲、不贪婪。(2.30)

这些大誓言是普遍的，不受种姓、地点、时间和环境的限制。（2.31）

劝制就是纯净、满足、苦行、自我研习、顺从自在天。（2.32）

受到消极思想扰乱时，就应该想到积极思想。（2.33）

消极思想，如暴力、不诚实，可能会直接产生或被间接地引发，甚至怂恿行动，伴随贪婪、嗔怒、痴迷，无论其强度是温和的、中度的还是猛烈的，都会导致无尽的痛苦和无明。人们应该认识到这一点，并培养积极思想。（2.34）

当一个人不再杀生时，所有生物都不会对他产生敌意。（2.35）

当一个人不再说谎时，行动和结果就相互依赖。（2.36）

当一个人不再偷盗时，一切财富就接近他了。（2.37）

当一个人不再纵欲时，他便会获得能量。（2.38）

当一个人不再贪婪时，他就会完全明白如何出生以及为何会出生。（2.39）

纯净使人疏远身体，厌恶与他人接触。（2.40）

因为身体纯净，带来思想纯净，心灵纯净，心生欢喜，心注一处，控制感官，得以觉悟自我。（2.41）

由于满足，人得到最大快乐。（2.42）

由于苦行，不净得以清除，身体和感官因此获得特殊的能力。（2.43）

通过自我研习，可以和择神相融合。（2.44）

通过全然地顺从自在天，可获得三摩地。（2.45）

坐法必须安稳自如。（2.46）

放松身体，冥想无限者，坐法便安稳自如。（2.47）

这样，人就不再受感官经验二元性的困扰。（2.48）

掌握坐法后，通过呼气吸气进行停顿习练，这就是调息。（2.49）

呼吸的停顿可以在外或在内，或完全停止不动。可以根据地点、时间和呼吸的次数加以调节，所以停顿可长可短。（2.50）

第四种调息是由专注于外部或内部对象而引起的呼吸停顿。（2.51）

这样，内在光辉的遮蔽物就被除去了。（2.52）

于是，心变得适合于专注。（2.53）

制感就是让心脱离感知对象，感官也随之脱离感知对象，仿佛感官仿效心的性质。（2.54）

于是，达到了对感官的完全控制。（2.55）

第三章　力量篇

专注是将心固定在某一点上。（3.1）

冥想是持续地认知。（3.2）

在冥想中，似乎没有个体意识，只有对象显现，这就是三摩地。（3.3）

专注、冥想和三摩地这三支合在一起就是专念。（3.4）

掌握专念之法，可开启智慧之光。（3.5）

这种掌握必须循序渐进。（3.6）

与前面五支相比，这三支更加内在。（3.7）

但是，相比于无种三摩地，这三支依然是外支。（3.8）

潜在印迹升起时，就要有意识地约束它，以便让心再次回到受控状态。（3.9）

潜在印迹得到了约束，心也就处于平静之流中。（3.10）

消除了所有的精神涣散并且能够心注一处，此时就朝向三摩地迈进。（3.11）

进而，当过去减弱的潜在印迹和现在升起的潜在印迹变得一样时，就是心注一处。（3.12）

根据上述，五大元素和五个感官中的性质、特征和状况之转变已经得到了解释。（3.13）

原质的本性分为潜在的、升起的和未显现的。（3.14）

各种进化都是由这些持续不断的变化造成的。（3.15）

专念于这三种变化,可获得过去和未来的知识。(3.16)

人们通常将一个词的声音、对其意义的感知和对此产生的反应这三者混为一谈,通过专念于此,就可懂得一切生物发出的声音。(3.17)

专念于潜在印迹,可获得前生的知识。(3.18)

专念于他人的观念,可知道他人的心。(3.19)

但不是他人的心的内容,因为那不是专念的对象。(3.20)

如果专念于一个人的身体形态,就可以阻止光和眼睛之间的接触,这个人的身体将隐而不现。(3.21)

这样,也可以解释他的声音(香、味、触等)的消失。(3.22)

有两种业,一种很快显现,另一种缓慢显现。专念于业,或死亡的征兆,瑜伽士可获知他离开身体的准确时间。(3.23)

专念于友谊等美德,便可获得其力量。(3.24)

专念于各种力量,如大象和其他动物的力量,便可获得那种力量。(3.25)

专念于内在之光,便可获得细微的、隐秘的或遥远之物的知识。(3.26)

专念于太阳,便可获得太阳系的知识。(3.27)

专念于月亮,便可获得星系排列的知识。(3.28)

专念于北极星,便可获得星系运动的知识。(3.29)

专念于肚脐,便可获得身体构造的知识。(3.30)

专念于喉咙,便可抑止饥渴。(3.31)

专念于龟脉,便可稳定。(3.32)

专念于头中的光,便可获得悉达的眼力。(3.33)

或者通过直觉知道一切事物。(3.34)

专念于心脏,便可获得有关心的知识。(3.35)

萨埵和原人是完全不同的。萨埵仅仅是原人的工具,而原人则是独立自存的。专念于原人的独立性,便可获得原人的知识。(3.36)

由此,产生直觉以及更高级的听觉、触觉、视觉、味觉和嗅觉。(3.37)

在世俗状态下,它们是力量;但是对于三摩地,它们是障碍。(3.38)

通过松开束缚之因、通过心的活动的通道知识,瑜伽士的精身能进入另一个人的身体。(3.39)

通过控制上行气,瑜伽士可以在水面、沼泽、荆棘或类似物体上行走,也可以飘浮在空中。(3.40)

通过控制平行气,瑜伽士周身可以放出光芒。(3.41)

专念于耳朵与空的关系,可获得超自然的听力。(3.42)

专念于身体与空的关系,身体变得轻如棉絮,瑜伽士可以在空中飞行。(3.43)

专念于脱离身体即"大无身"状态时心的波动,遮蔽了知识之光的所有遮蔽物都将被清除。(3.44)

专念于五大元素的粗糙、细微、本性、关系和目的,就可以掌控五大元素。(3.45)

由此可以获得让身体小至原子的力量以及所有其他类似的力量。这一完美的身体也不再受这些元素的阻碍。(3.46)

身体完美包括:美丽、优雅、有力量、坚如金刚。(3.47)

专念于认知过程、感官的本质、有我、三德的构成及其目的,便

可掌控感官。（3.48）

　　这样，身体便获得像心意一样飞速移动的力量以及无须感官帮助而发挥作用的力量，并因此掌控原质。（3.49）

　　专念于萨埵与原人之间的分别，便可全知全能。（3.50）

　　不执着于这些力量，将摧毁束缚的种子，达到独存之境。（3.51）

　　受到天神的邀请时，瑜伽士既不要执着，也不要骄傲，因为他可能再次不受欢迎。（3.52）

　　专念于刹那以及刹那在时间中的连续，便能获得分辨的知识。（3.53）

　　由此可以区分两个极其相似的事物，就算它们的种类、特性和位置都一样。（3.54）

　　这种卓越的分辨知识是直觉性知识，能够同时在各种状态下理解各种对象。（3.55）

　　当萨埵如同原人一样纯粹时，就臻达独存之境。（3.56）

第四章　解脱篇

　　特别的力量可能与生俱来，也可以通过药草、念诵曼陀罗、苦行和三摩地获得。（4.1）

　　一种生命形态转变成为另一种生命形态，是因为原质的流动。（4.2）

　　农夫清除水渠里的障碍物以便让水自然流过；助因不会直接引起自然进化，它们只除去自然进化中的障碍。（4.3）

个体化的意识即心,源于有我。(4.4)

尽管心的活动多种多样,但那个最初的有我是它们的起因。(4.5)

在各种心中,只有经过冥想净化的心才能脱离潜在印迹。(4.6)

瑜伽士的业,既不是黑的,也不是白的。其他人的业则有三种:白的、黑的及两者的混合。(4.7)

由这三种业所产生的习性,只有在条件合适时才显现出来。(4.8)

由于记忆和潜在印迹在形态上是一样的,即使被出生、地点和时间所区分,它们之间也有一种连续的关系。(4.9)

由于生存的欲望是永恒的,习性没有开端。(4.10)

习性是由原因、结果、基础、对象结合在一起而形成的。如果这些全部消除,习性便被摧毁。(4.11)

过去和未来是实际存在的,因为根据它们的特征展示的时间,只是不同于现在。(4.12)

不管是显现还是未显,这些特征都属于三德。(4.13)

事物的实在性是由于三德转变的一致性。(4.14)

相同的对象在不同的心中以不同的方式被感知,因此心必定不同于对象。(4.15)

不能说对象依赖于某个人的心的感知而存在。因为如果是这样,当某个人的心不再感知它时,就可以说对象不存在了。(4.16)

对象是可知的还是不可知的,取决于心的状态。(4.17)

因为心的主宰即原人是不会变化的,所以它总能知道心的波动变

化。（4.18）

心不是自明的，因为它是原人的感知对象。（4.19）

还因为心不能同时区分原人和感知对象。（4.20）

如果假定有第二个心来感知第一个心，那么就必须假定有无限个心，这会导致记忆混乱。（4.21）

尽管原人不变，但通过变成知觉的形态而知道自己的觉知。（4.22）

心，既受到见者的影响，也受到所见的影响，所以它能够理解一切事物。（4.23）

尽管心被无数的习性所影响，但心只服务于原人，因为它只能和原人联合行动。（4.24）

那些看到心和原人之差别的人，永远不会再把心视为原人。（4.25）

当心倾向于分辨时，它就向独存迈进。（4.26）

人心对其分辨修习哪怕稍有放松，也会因为过去的潜在印迹导致精神涣散。（4.27）

可以用消除觉悟之障碍的同样方式来克服精神涣散。（4.28）

即使对最高的知识也毫无兴趣，这样的人因其达到了完全的分辨，而臻达法云三摩地。（4.29）

从此断除了痛苦，并摆脱了业。（4.30）

因此，也完全消除了所有的知识的遮蔽物和不纯。由于这一无限的知识，感觉所认识的一切都显得微不足道了。（4.31）

三德的连续变化由此结束，因为它们的目的已经达成。（4.32）

这一连续的变化发生在每一刹那，但只有到一个系列结束时才能

被理解。（4.33）

当三德作为原质之属性不再服务于原人时，它们就消融于原质。这就是独存。原人作为纯粹意识，安住在其自身的本性中。（4.34）

参考文献

中文部分

1. 柏忠言、张蕙兰编著：《瑜伽——气功与冥想》，北京：人民体育出版社，1986年。

2. 米歇尔·S.芳汀著，刑彬译：《阿育吠陀疗法》，海口：海南出版社，2017年。

3. 毗耶娑著，罗摩南达·普拉萨德英译并注释，王志成、灵海汉译：《薄伽梵歌》（注释本），成都：四川人民出版社，2017年。

4. 斯瓦米·辨喜著，闻中译：《行动瑜伽》，北京：商务印书馆，2017年。

5. 维桑特·赖德著，缪静芬译：《阿育吠陀疗法》，台北：橡实文化出版，2017年。

6. 王志成著：《瑜伽是一场冒险》，成都：四川人民出版社，2017年。

7. 王志成译注：《直抵瑜伽圣境——〈八曲仙人之歌〉》，成都：商务印书馆，2017年。

8．王志成编著：《阿育吠陀瑜伽》，成都：四川人民出版社，2018年。

9．斯瓦特玛拉摩著，G．S．萨海、苏尼尔·夏尔马英译并注释，王志成、灵海译：《哈达瑜伽之光》（增订版），成都：四川人民出版社，2018年。

10．斯瓦米·辨喜著，曹政译：《胜王瑜伽》，北京：商务印书馆，2019年。

11．维桑特·赖德著，刘海凝译：《阿育吠陀原理：自我修复的科学》，台北：橡实文化出版，2019年。

12．王志成译注：《〈瑜伽经〉直译精解》，成都：四川人民出版社，2019年。

英文部分

1. Svoboda, Robert E., *Prakriti*, Twin Lakes: Lotus Press, 1998.

2. Frawley, David, *Yoga and Ayurveda*, Twin Lakes: Lotus Press, 1999.

3. Frawley, David, *Ayurvedic Healing* (2nd revised and enlarged edition), Twin Lakes: Lotus Press, 2000.

4. Frawley, David and Sandra Summerfield Rozak, *Yoga for Your Type*, Twin Lakes: Lotus Press, 2001.

5. Feuerstein, George, *Yoga Tradition*, Prescott: Hohm Press, 2008.

6. Bachman, Nicolai, *The Path of the Yoga Sutras*, Boulder: Sounds True, 2011.

7. Halpern, Marc, *Healing Your Life*, Twin Lakes: Lotus Press, 2011.

8. Frawley, David, *Soma in Yoga and Ayurveda*, Twin Lakes: Lotus Press, 2012.

9. Lad, Vasant, *Textbook of Ayurveda*, Twin Lakes: Lotus Press, Vol. one, 2002; Vol. two, 2007; Vol. three, 2012.

10. Balkrishna Acharya, *A Practical Approach to The Science of Ayurveda*, Twin Lakes: Lotus Press, 2015.

11. Frawley, David and Suhas Kshirsagar, *The Art and Science of Vedic Counseling*, Twin Lakes: Lotus Press, 2016.

12. Ketabi,Sahara Rose, *Ayurveda*, Indianapolis: Dorling Kindersley Limited, 2017.

后　记

《阿育吠陀瑜伽》出版后，很受瑜伽爱好者和教练们的欢迎，在很短的时间内就印了三次，可以说比较畅销。有瑜伽爱好者提议，鉴于这书内容实在太丰富，一般学员不容易掌握，如果能出一本更简单一些，更容易上手的书，会受到更多瑜伽人的欢迎。

阿育吠陀瑜伽是今日瑜伽2.0版，是对已有的哈达瑜伽之迭代性反思和阐发，可以为瑜伽的自我更新带来新希望。我们希望进行更系统的阿育吠陀瑜伽教育和实践。考虑到学员的特点，决定编撰更加适合教学和实践的阿育吠陀瑜伽教程。这部作品可以说是阿育吠陀瑜伽一级教程。通过系统的学习和培训，达到要求的学员就可以独立从事阿育吠陀瑜伽的教学。

本书分两大部分。前一部分关注的是"身体"，后一部分关注的是"灵魂"。身体的健康是为了让我们的灵魂臻达更高的境界，获得真正的自由和喜乐。灵魂的成长依赖一具健康的身体。如前所述，这后一部分最初是国家社科基金项目最终成果的一部分，这里已经做了修订。前一部分立足于《阿育吠陀瑜伽》（应该指出的是，《阿育吠陀瑜伽》属于该国家社科基金项目的前期成果），并从中选了不少内容收入《健康的身体 有趣的灵魂》。但这本教程结合了具体要求，系统地处理阿育吠陀瑜伽各个部分，对很多内容重新加以整理和完善，同时大大扩展了有关体位习练部分的实践指导，全面增加了对常见身体问题的实用性解决之道。最后，根据需要附录了帕坦伽利《瑜伽经》最新的译文。这一译文来自《〈瑜伽经〉直译精解》。由于第一部分选用了很多国家社科基金项目前期成果，后一部分则是社科基金最终成果，所以我也把这书视为社科基金项目成果来出版。

关于书中的梵文，大部分提供的是带发音符的拉丁化转化形式，但由于不同作者和著作在使用拉丁化梵文时，有的带发音符，有的不带，我们尊重原来的作者，保留有差异的拉丁化梵文表达，希望得到读者的理解。

感谢在过去几年中众多对阿育吠陀瑜伽感兴趣的学员的支持，让我最终有信心编撰这部教程。感谢陆圆圆为本书提供了精美的体位图片。感谢苏磨学院阿育吠陀瑜伽项目的同人，他们是菊三宝、周昀洛、施红、杨慧、刘韦彤、倪元等。感谢走向阿育吠陀瑜伽途中的众多朋友、学员，特别要提到的是刘从容、殷艺嘉、周娟、小宇、马菁、张红岩、白晓等。初稿完成后，我让多位朋友看过全部或部分内容，感谢他们的鼓励和帮助。感谢灵海对书稿提出的若干修订意见和建议。在完成稿子后，应陈俏娥、曾锐的邀请，我去佛山做了一次课程，第一次尝试把这本书的内容做一次分享，感谢佛山众多的阿育吠陀瑜伽爱好者。感谢《瑜伽经》研究中帮助过我的朋友们，他们是王东旭、朱彩红、闻中、岚吉、曹政等。

感谢四川人民出版社编辑何朝霞、王莹,她们高度关注这本书的出版,对它进行了完美编辑,并第一时间呈现给广大的阿育吠陀瑜伽爱好者。

王志成
2020年6月1日
于浙江大学